Esclavos
de la comida

Esclavos de la comida

Rompe con los malos hábitos y empieza a cuidarte

Endika Montiel

Papel certificado por el Forest Stewardship Council®

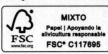

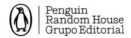

Primera edición: marzo de 2025

© 2025, Endika Montiel
© 2025, Penguin Random House Grupo Editorial, S. A. U.
Travessera de Gràcia, 47-49. 08021 Barcelona

Penguin Random House Grupo Editorial apoya la protección de la propiedad intelectual. La propiedad intelectual estimula la creatividad, defiende la diversidad en el ámbito de las ideas y el conocimiento, promueve la libre expresión y favorece una cultura viva. Gracias por comprar una edición autorizada de este libro y por respetar las leyes de propiedad intelectual al no reproducir ni distribuir ninguna parte de esta obra por ningún medio sin permiso. Al hacerlo está respaldando a los autores y permitiendo que PRHGE continúe publicando libros para todos los lectores. De conformidad con lo dispuesto en el artículo 67.3 del Real Decreto Ley 24/2021, de 2 de noviembre, PRHGE se reserva expresamente los derechos de reproducción y de uso de esta obra y de todos sus elementos mediante medios de lectura mecánica y otros medios adecuados a tal fin. Diríjase a CEDRO (Centro Español de Derechos Reprográficos, http://www.cedro.org) si necesita reproducir algún fragmento de esta obra.
En caso de necesidad, contacte con: seguridadproductos@penguinrandomhouse.com

Printed in Spain – Impreso en España

ISBN: 978-84-10467-06-4
Depósito legal: B-761-2025

Compuesto en Llibresimes, S. L.

Impreso en Black Print CPI Ibérica, s. l.
Sant Andreu de la Barca (Barcelona)

VE 67064

ROMPE CON LOS MALOS HÁBITOS Y EMPIEZA A CUIDARTE

ÍNDICE

Introducción: Cómo dejé de ser un esclavo de la comida 11

1. La comida no son calorías 39
2. No eres un robot 61
3. El mito de las grasas 105
4. El ayuno 153
5. El éxito reside en tu microbiota 197

Conclusión: Cambio de *mindset* 221

INTRODUCCIÓN

CÓMO DEJÉ DE SER UN ESCLAVO DE LA COMIDA

«¡QUIÉN ME IBA A DECIR A MÍ QUE DEJAR DE COMER DURANTE VARIAS HORAS IBA A SER LA SOLUCIÓN A MIS PROBLEMAS, CUANDO YO ENLOQUECÍA SI NO COMÍA CADA DOS HORAS!».

En 2016 me inscribí para competir en el mítico campeonato de fisicoculturismo Mister Olympia, que ese año tendría lugar en la República Checa. Hacia allá me encaminé sin saber una palabra de inglés, menos aún de checo, con unos músculos esculpidos por la disciplina y una mente enfocada en la posibilidad del triunfo. Tres años antes había ganado el Campeonato de Euskadi Fitness, victoria que desplegó ante mí un camino de oportunidades que hasta ese momento habían sido inalcanzables.

Ese año sentía que me encontraba en un estado óptimo de salud, mi cuerpo estaba en su plenitud respecto al desarrollo de masa muscular, mi negocio en el campo nutricional marchaba sobre ruedas, había construido una reputación sólida en las áreas de entrenamiento y nutrición, y me preparaba para conquistar un nuevo triunfo, un escalón más en una carrera que se presentaba con el viento a favor hacia la cima.

Si no me conocéis, seguramente os estaréis preguntando si finalmente gané el Mister Olympia. La respuesta es sí, un gran y rotundo sí. Este logro terminó de catapultarme como figura de éxito en el mundo del *fitness* y del culturismo. Sin duda alguna, ser Mister Olympia marcó un antes y un después en mi vida; con ello, vino el renombre internacional, el gran salto de mi estatus profesional a un nuevo nivel, la admiración de millones de personas y la gran satisfacción de haber conquistado una meta que, tres años atrás, ni siquiera me había planteado. ¿Qué más podía pedir?

Al año siguiente viajé a Estados Unidos con la ilusión de cumplir dos sueños que podía hacer realidad: uno era participar en el Arnold Classic, la segunda competencia de culturismo más importante del mundo, creada por Arnold Schwarzenegger y James J. Lorimer; el otro era conocer y entrenar en el mítico Gold's Gym de Venice Beach, en el que Schwarzeneger forjó su leyenda como Mister Olympia.

Vi cumplidos ambos sueños durante aquel viaje de tres meses. Entrené en el Gold's Gym, de donde aprendí de los mejores; conocí a importantes figuras del culturismo, y a veces me parecía surrealista estar entrenando junto a ellos. Quisiera hacer hincapié en la emoción que sentí la primera vez que entré en aquel recinto que, para mí y para muchos, era como una especie de Olimpo en el que habían entrenado varias leyendas del culturismo. Solo al recordarlo, vuelvo a escuchar el sonido de las pesas y los demás equipos de entrenamiento, y puedo ver las fotos colgadas de las paredes de los campeones que se habían preparado en aquel mítico lugar. En ese gimnasio se respiraba una especie de adrenalina, o eso me pareció. Estar allí fue algo que nunca olvidaré. Pero, como digo, también cumplí otro sueño: fui el primer español en competir en el Arnold Classic en mi categoría. Esas experiencias me impulsaron muchísimo, sin embargo, a finales de ese mismo año, todo lo que parecía perfecto comenzó a resquebrajarse.

Antes de continuar, permitidme retroceder varios años para explicar brevemente los pasos que me habían llevado hasta la situación anterior.

Muchos de vosotros sabréis que mi andadura en el deporte comenzó en el mundo del fútbol. Estuve siete años en la categoría menor del Athletic, hasta que por fin llegó la hora de pasar a juveniles. Pero justamente en esa etapa es cuando comienza a notarse la diferencia en el desarrollo físico de los jugadores y, para ser honesto, yo estaba rezagado. No sé si a mi cuerpo se le olvidó que debía continuar creciendo, que ya era hora de que me saliese vello y, sobre todo, de tener mayor musculatura. Sin embargo, nada de eso ocurrió. Yo seguía pequeñito, delgado y sin vello en el cuerpo. No terminaba de dar el estirón.

Y es aquí donde Arnold Schwarzenegger jugó un papel crucial en mi vida. Yo estaba bastante preocupado por quedarme atrás en cuanto a desarrollo físico; sabía que eso me perjudicaría. Pero entonces cayó en mis manos una revista con un artículo sobre Arnold, en el que se relataba cómo también él había tenido problemas con el ritmo de su crecimiento, al punto de sufrir *bullying* en la escuela. Los deportes no eran su fuerte, pero su incursión en el mundo del fisicoculturismo lo cambió todo.

Está de más decir que me sentí totalmente identificado con su historia, por lo que seguí su ejemplo y me apunté a un gimnasio. Me aferré a las pesas con la misma fuerza y determinación con que lo había hecho el austriaco y, en cuestión de dos años, mi evolución física dio un vuelco impresionante. Entrenaba cuatro días a la semana, antes de las prácticas de fútbol, y comencé a ganar masa muscular. Además, cambié drásticamente mi alimentación. Los conocidos con los que me cruzaba por la calle no me reconocían, y es que a mí mismo me costaba trabajo reconocerme en el espejo. Ya en mis últimos años en juveniles, no notaba diferencia alguna con los otros compañeros en cuanto a desarrollo físico; pasé de ser un jugador delgadito, muy eléctrico, a otro físico, muy potente; iba mucho al choque, tenía bastante fuerza. Todo cambió entonces.

Cambié de club, y el asombro entre mis excompañeros del Athletic cuando nos tocaba enfrentarnos era mayúsculo: mis antiguos compañeros no podían creer la transformación que había experimentado.

Estos cambios en mi desarrollo físico y mi forma de jugar hicieron que varios clubes se interesaran por mí. Logré firmar un contrato con un equipo de representantes con el que me fue muy bien, y me vi jugando en Segunda División B. La verdad es que fueron tres años muy bonitos que disfruté mucho, pero al final llegó la desilusión, pues empecé a conocer el negocio del fútbol. Lo primero que hice fue darme cuenta de que no llegaba más lejos quien más se esforzaba, sino quien contaba con un padrino poderoso. Y ese no era mi caso.

Con la convicción de que no llegaría a Primera División, comencé a preguntarme qué iba a ser de mi vida, porque hasta ese momento yo creía que haría carrera en el fútbol. Sin embargo, en vista de que no sería así, necesitaba un plan B. Pero no lo tenía, ya que toda mi vida se había enfocado en el plan A. Mientras comenzaba a asumir esta realidad, estalló la crisis, y el club al que pertenecía perdió parte de sus *sponsors*, lo que evidentemente afectó a los jugadores. El presupuesto bajó a un 50 por ciento. En este contexto, ¿qué podía hacer el equipo para evitar que sus futbolistas migraran a otros clubes en busca de mejores condiciones? Pues buscarnos trabajo.

Os estaréis preguntando: Pero ¿acaso no erais ya futbolistas? Sí, claro que lo éramos, pero el club nos ayudó a encontrar un empleo complementario que realizábamos por las mañanas, mientras que los entrenamientos continuaban por la tarde.

Se trataba de trabajos muy bien pagados, y no a todos nos tocaba hacer lo mismo. A mí, por ejemplo, me ubicaron en una empresa de bombas centrífugas. Yo estaba en el área de mantenimiento y el 80 por ciento de mis funciones tenían lugar en pozos de aguas residuales, así que, literalmente, me tocó estar hundido en la mierda. Nos poníamos unos trajes blancos, una mascarilla y unos guantes, y luego nos sumergíamos en la suciedad para poder sacar la bomba y realizar el mantenimiento. La metáfora era más que clara: algo me quería decir la vida y no se trataba precisamente de un mensaje sutil. Para mí, aquello fue un shock e hizo que pensara: «¿En verdad es esto lo que quiero hacer? ¿Estar hundido en la mierda?». No importaba lo bien que me pagaran, aquello no tenía compensación.

Seguro os ha ocurrido, quizá no de forma tan literal como a mí, que de pronto os dais cuenta de que es hora de hacer un cambio en vuestra vida porque algo huele muy mal, aunque aparentemente parezca que todo va bien.

Con veintidós años dejé el fútbol drásticamente, pero unos meses antes había comenzado a construir mi plan B. Durante el último año, con los ingresos que me proporcionaba mi trabajo, empecé a estudiar nutrición y dietética, ya que era algo que me apasionaba, y cuando por fin tuve el título en mis manos, decidí montar mi propio negocio. Así que, con toda la ilusión de un recién graduado, una mañana me levanté, me miré al espejo, escogí muy bien mi vestimenta, preparé una carpeta con algunos papeles y me fui al banco a pedir prestados veinte mil euros. Sonaba tan fácil como llegar y preguntar con mi mejor sonrisa: «¿Es aquí donde me darán los veinte mil euros para iniciar mi negocio?». Sin embargo, la respuesta fue un gran y decepcionante no.

Corría el año 2011, España aún se encontraba sumida en

la crisis económica y yo no tenía nada para ofrecer al banco como garantía, tan solo mi título recién estrenado, mi ilusión y la promesa de echarle todas las ganas a mi nuevo proyecto. Lamentablemente, con eso no bastaba.

Entonces recurrí a mis padres, pero ellos no me podían avalar. Así que acudí a alguien que sabía que no me fallaría: mi abuela. Ella colocó unas propiedades como aval y fue así como finalmente pude obtener la cantidad solicitada.

¡Listo! Ya tenía el capital, ahora solo quedaba triunfar. Conseguí un local bastante pequeño en una planta baja. Lo reformé, coloqué escaparates, la imagen gráfica, todo lo que requiere un nuevo negocio, y así quedó listo mi consultorio de nutrición, que también era tienda de complementos nutricionales.

¿Conoces esos negocios que tienen sobre la puerta una campanita que suena cada vez que entra un cliente? Pues si yo hubiese tenido una, esta habría sonado bien poco. Yo sentía las horas correr muy lentamente, veía a la gente pasar de largo sin mostrar algún interés; nadie entraba, ni siquiera se detenían a curiosear. Hasta aquel día memorable en el que al final entró una señora. ¡Por fin! La puerta se abrió y en mi mente sonó esa campanita imaginaria con un tintineo de esperanza. La mujer se acercó a mí, que la aguardaba emocionado detrás del mostrador. Me tendió un papel y me dijo: «Quiero esto». Qué privilegio atender a mi primer cliente. Tomé el papel, no sé si las manos me temblaban un poco cuando lo sostuve, lo desplegué y vi que decía: BARNIZ MARRÓN. En ese momento, el tintineo de la campanita se apagó. Le devolví la nota, diciéndole: «Esta no es una tienda de pinturas», a lo cual ella respondió, muy sorprendida: «Ah, ¿no? Es que como los botes son iguales». No sé si era más fuerte la desilusión o el disgusto. «Señora, esta es una tienda de nutrición, estos son complementos nutricionales». Me miró como si le hablara en chino y salió del local.

Era cuestión de paciencia, trataba de consolarme a mí mismo mientras los días y las semanas pasaban sin que nadie volviera a entrar en el establecimiento, ni siquiera por equivocación. Pronto llegarían personas interesadas en lo que yo ofrecía, tenía que ser así. Hasta que, por fin, meses después, entró aquella otra mujer y fue como si la campanita inexistente volviese a sonar alegrándome el día, indicándome con su tintineo que había valido la pena esperar. Esta sí sería mi primera clienta, y lo mejor fue que la mujer no quería barniz, ni marrón ni de ningún otro color, no, lo que ella buscaba era comida para perros...

En resumen, puedo decir que fue un primer año muy malo. ¿Cómo de malo? A ver..., vivía con mis padres, no tenía ningún tipo de ingresos y ellos terminaron pagándome el alquiler del local. Para colmo, al acabar ese año, ambos se sentaron a hablar conmigo con expresiones que no denotaban buenas noticias: «Hijo, lo mejor será que dejes el negocio, ganabas muchísimo dinero con el fútbol y el otro trabajo, pero ahora... Lo has intentado y estamos muy orgullosos de ti, pero ya ha pasado un año y no has sacado rentabilidad...».

¿Qué podía decirles? Ellos tenían toda la razón, sin embargo, contra toda lógica, mi respuesta fue: «No. Yo confío en mí y este negocio va a salir adelante. Este es mi sueño, es mi ilusión y voy a poner lo mejor de mí para que brille». Brillar, ese fue justamente el verbo que usé. Ahora bien, ¿cómo iba a lograrlo? No tenía ni la menor idea.

La respuesta llegó en 2013 de forma inesperada. Iba a tener lugar el Campeonato de Euskadi Fitness. No se trataba de una competición de culturismo, sino que te presentabas con un bañador y mostrabas tu físico. Me dije: «Esta es mi oportunidad, demostraré a la gente que con mis conocimientos puedo ser campeón de *fitness* del País Vasco. Me voy a preparar para este campeonato, lo ganaré y así me empezarán a conocer».

Fue una preparación bastante dura, pues no tenía apenas conocimientos respecto a cómo entrenar correctamente para la ocasión. Al final todo fue por ensayo y error, e iba aprendiendo en el camino, estudiando y poniendo en práctica lo que averiguaba. El resultado de todo ello fue que mi cuerpo, una vez más, experimentó un cambio brutal.

El 8 de junio me presenté al evento. No sé qué significaba para los demás competidores estar ahí, pero para mí era la oportunidad de revivir un negocio que agonizaba, un negocio al que ya le habían dado la extremaunción. Pero yo tenía la esperanza de que, con una terapia de choque, recobraría sus signos vitales. Lo cierto es que necesitaba un milagro.

Esa fecha la tengo tatuada en la mente y el cuerpo, porque

literalmente me la hice grabar en la piel. Junto a la fecha tengo inscrita la siguiente frase: «El sacrificio es la llave del éxito». Durante tres meses, mi dieta se limitó a pescado blanco y espárragos: en el desayuno, el almuerzo, la merienda y la cena. Entrené con disciplina, sin saber con plena certeza lo que hacía, a veces incluso tuve dudas, pero jamás descarté la posibilidad de ganar. Cuando me declararon campeón, supe que mi negocio finalmente brillaría.

A partir de ese logro, la campanita jamás dejó de sonar. De la noche a la mañana comenzó a entrar muchísima gente a la tienda, pero ya no para pedir barniz o comida para perros; ahora buscaban mi asesoría, querían conocerme, estaban interesados en saber cómo podía ayudarles.

¡Yo estaba alucinando! Me dije: «Si esto ha sucedido ganando un campeonato en el País Vasco, ahora iré a por el de España y así me conocerán a nivel nacional». Así que participé en esa competición, ¡y también lo gané!

La locura fue tal que, en 2015, tuve que contratar empleados para atender el local, porque yo solo ya no daba abasto. Fue en ese momento cuando me dije: «Si esto ha pasado tras ganar un campeonato en España, ¿qué sucedería si gano el mejor campeonato del mundo?». Me puse a averiguar y resulta que el mejor era el Mister Olympia y, como ya sabéis, participé en él y lo gané.

El negocio se disparó. Había alquilado otro local en el centro de Bilbao, pero incluso ese tuve que cerrarlo y alquilar uno cuatro veces más grande. Mi agenda estaba a tope, me había ganado una reputación y las personas comenzaron a confiar en mis conocimientos.

¿Recordáis que después del Mister Olympia fui a Estados Unidos a cumplir mis sueños de entrenar en el Gold's Gym y participar en el Arnold Classic? ¿Y que, a finales de ese año 2017 el sueño comenzó a derrumbarse? Pues así fue. Lo que se veía muy bien por fuera, por dentro no lo estaba tanto.

El origen de todo fue el tubo digestivo. Primero fueron malestares estomacales que, a su vez, me generaron problemas hormonales. Comencé a sufrir de hipotiroidismo; de repente empecé a engordar y presentar resistencia a la insulina, tenía la libido por los suelos, me sentía deprimido, me echaba a llorar sin razón aparente, cuando yo siempre había sido una persona muy alegre.

Visité a varios especialistas, tanto del sector público como del privado, y todos coincidieron en una misma cosa: tendría que vivir con esos dolores y tomar medicamentos de por vida. Pero yo no lo acepté. ¿Cómo era posible que, siendo la imagen misma de la salud, tuviera que estar medicado de por vida?

Buscando otros caminos, comencé a estudiar mi padecimiento de forma autodidacta, y en cuanto me salí de la corriente di con un artículo del científico japonés Yoshinori Ohsumi, premio Nobel de Medicina. En su estudio, sostenía que, si dejabas descansar el tubo digestivo por doce horas o más, esto generaba unos procesos de reparación y regeneración en tu organismo. Yo me quedé con estos términos: reparación y regeneración; definitivamente necesitaba ambas cosas. El hallazgo de esta investigación me mostró que, al salirnos de la corriente en la que siempre nos hemos movido y nadar en una nueva dirección, solemos hacer descubrimientos que nos cambian la vida.

A partir de ese estudio, empecé a hacer ayunos; al principio con mucho reparo, pues hasta entonces yo me ponía alarmas para comer cada dos horas, la idea era no parar de comer; hacía seis comidas al día y en todas incluía proteínas. Mi mayor temor era perder masa muscular. Si no comía cada dos horas, me ponía irritable, me enfadaba, me miraba el brazo y me decía: «Estoy perdiendo masa muscular, me estoy deshinchando».

Por todo esto, mi primer encuentro con el ayuno fue un duelo interno, porque yo solía decir a quienes asesoraba que, si no hacían de cinco a seis comidas al día, sus cuerpos entrarían en una situación de emergencia y comenzarían a acumular grasa. Para mí esa creencia era como un mandamiento, pero a esas alturas estaba tan frustrado, cansado y desesperado que me dije: «Lo que tenga que pasar, pasará».

Inicié el proceso con un ayuno de doce horas y enseguida vi que mi digestión comenzaba a mejorar, e incluso empecé a ir de forma regular al baño, porque, además, sufría de estreñimiento. No perdí masa muscular ni rendimiento; por el contrario, tenía mucha más energía, dormía mejor. Decidí entonces alargar el ayuno y hacerlo de catorce horas. Me encontraba tan bien internamente que mis miedos y prejuicios respecto a perder mi forma física fueron quedando atrás y la balanza comenzó a equilibrarse. En ese momento empecé a valorarme por lo que soy y no por una faceta o un rol con los que los demás me relacionaban y yo mismo me identificaba.

Recuperé la vitalidad, la alegría, se fueron las migrañas, tenía claridad mental, comenzaba a querer estudiar más. Me encontraba muy bien y se calmó esa obsesión por la masa muscular, ya que empecé a experimentar otras cosas que me llenaban más; aparte de obtener beneficios internos, me fui formando, y conocí a más personas que nadaban en esta corriente. Me he cruzado con grandes profesionales que me han aportado muchísimo.

Hoy en día yo llamo al *fitness* «la salud enmascarada», ya que en apariencia nos vemos todos muy saludables, pero internamente estamos envenenados, intoxicados, y no solo a nivel de órganos, también mental, pues llegas a pensar que eso es lo normal y lo mejor para ti. Durante muchos años yo seguí ese protocolo a la perfección y lo único que me generó fue destrucción.

No era normal que me levantara todos los días agotado, que no pudiera dormir, que tuviera estreñimiento hasta durante cinco días, que engordara, que sufriera de hemorroides, que se me cayera el pelo, que necesitara tomar fármacos para el estómago, para la tiroides y para la resistencia a la insulina, cuando yo tenía que predicar con el ejemplo. Yo seguía al pie de la letra las recomendaciones de comer cada dos horas y eso fue lo que me hizo enfermar.

Con la práctica del ayuno comencé a cambiar mi metodología de trabajo y de pensamiento. Fue entonces cuando empecé a estudiar de forma autodidacta y, mientras más lo hacía, más caía en la cuenta de que nos han estado engañando. Yo era un esclavo de la comida.

A través del estudio pude comprender que somos humanos y estamos diseñados para comer de una forma. A una mascota no le darías pasta o pizza porque entiendes que debe seguir un tipo de alimentación; pues yo, gracias a estudiar muy a fondo el tubo digestivo, entiendo cómo debe ser nuestra alimentación, cómo ha sido desde hace miles de años, qué nos ha hecho evolucionar y progresar. Por ello, no solo me limité al ayuno, sino que cambié totalmente mi dieta, que hasta ese momento consistía en un 70 por ciento de hidratos de carbono y cuya ingesta reduje a un 5 por ciento. Yo me hacía muchos análisis y veía que mis parámetros estaban cada vez mejor. Me quité la pastilla de la tiroides, la de la resistencia a la insulina; sabía que iba por el camino indicado, aunque muchos compañeros se me echaron encima. Me dieron mucha caña por las redes sociales: el gurú, el fantasma, el vendehumos, pero yo estaba tan convencido de que esa era la línea que tenía que seguir que, en ningún momento, permití que esto me desalentara.

Debo reconocer que al principio me encontré un poco solo, pero, afortunadamente, hoy en día veo a muchos profesionales que están en mi misma sintonía, lo cual no ocurría en 2016. Ya no me encuentro solo, hay toda una comunidad que piensa igual que yo. La ciencia cada vez nos avala más porque hay muchos más estudios que muestran los beneficios de un estilo de vida basado en el ayuno y la alimentación consciente. El problema es que algo que cure a las personas, proporcione felicidad y sea gratuito jamás va a tener un apoyo científico o académico masivo, porque el objetivo es que compres un fármaco. Por eso, creo que más que de farmacias, debemos hablar de «farmafias».

Cambié mi forma de trabajar, de divulgar y de proyectarme; mis negocios evolucionaron, abrí un centro integrativo donde ofrezco alimentación ecológica, servicio de fisioterapia, entrenamiento personal, asesoramiento y complementos nutricionales.

También debo reconocer que tuve ayuda, y no de cualquiera. ¿Has oído hablar de Ibai Gómez, el futbolista del Athletic? Nos conocíamos desde la época en la que yo jugaba. Él acudió a mí porque deseaba dar un cambio físico y pasamos unas vacaciones entrenando a tope, y todo lo que hacíamos, todo lo que yo le recomendaba, él lo ponía en sus redes. Naturalmente esto me dio otro nivel de proyección, puesto que Ibai tiene muchos seguidores. Cuando inició la temporada, él estaba en mejor forma que nunca, comenzó a jugar para el Alavés, un equipo recién ascendido a Primera

División, y su desempeño fue tan notable que eso me atrajo a más futbolistas, como Marcos Llorente, amigo y socio en el restaurante Naked & Salted (cuyo menú excluye harinas refinadas, gluten, azúcar, aceites vegetales proinflamatorios y procesados, y está pensado para comer sin remordimientos). Todo esto me hizo volver al mundo del fútbol de otra manera, desde una nueva perspectiva: ya no juego, pero asesoro desde mis conocimientos y experiencia a quienes lo hacen.

Por eso cuando me preguntan en qué me diferencio de otros profesionales, respondo lo siguiente: 1) He vivido la experiencia, realmente sé lo que se siente en carne propia; yo sé lo que es ser un futbolista y no jugar, que haya mucha carga de partidos, cuando tienes que darlo todo en un tiempo extra inesperado, estar lesionado... 2) Esa experiencia me lleva a generar confianza en el jugador a través de la empatía, porque él sabe que yo sé lo que hago, justamente porque lo he vivido de primera mano, por eso confía en mí. Ser capaz de transmitir tal confianza no se adquiere en ninguna formación, se llama conexión y es un don innato que siempre he tenido, por eso la gente viene a mí y coloca en mis manos lo más importante que tiene: su salud.

Hoy en día continúo formándome, investigando, desarrollando mi pasión. Para mí esto es un aprendizaje constante, y cada trabajo que me llega trato de experimentarlo. Por ejemplo, recientemente me he incursionado en el mundo de los triatlones porque me han llegado varios atletas de esa disciplina deportiva y considero que, si soy capaz de sentir lo que ellos sienten, podré ayudarlos de forma más efectiva.

En la actualidad, cuando alguien acude a mí y me dice «quiero perder grasa», lo primero que hago es enfocarme en lo más importante: estar bien para sentirnos bien. Quizá no pierdas grasa tan rápido como quieres, pero te aseguro que tu salud va a mejorar, te sentirás con más ánimo y finalmente tendrás el aspecto físico que buscas, pero sin perjudicarte como yo lo hice. Ese es mi objetivo.

Yo fui un esclavo de la comida. La comida nos puede enfermar o ayudar a sanar, depende de cómo nos relacionemos con ella. Cuando una persona viene para recibir mi asesoría, me concentro en el proceso que le permita desprenderse de patrones negativos que pueden llegar a destruirla, tal como sucedió conmigo. Sin un cambio de *mindset*, una verdadera transformación es imposible.

Estamos en un mundo digital con demasiada información y justamente este exceso puede llegar a confundir en lugar de aclarar. Mi meta con este libro es desintoxicarte de tantos datos y ayudarte a ver las cosas con mayor claridad. Muchas veces es preciso desaprender para poder ir a lo esencial. Creo que lo primero es conocer cómo funciona nuestro cuerpo y saber que la base de nuestro verdadero bienestar fisiológico empieza por nuestra salud intestinal.

Enfermarme de tanto comer y buscar recuperar mi salud me llevó a descubrir un nuevo enfoque en mi relación con la comida. De este modo, la práctica del ayuno operó en mí un cambio de mentalidad que echó por tierra viejas creencias; comencé a vivir y a trabajar partiendo de un nuevo paradigma. ¿Quién me iba a decir a mí que dejar de comer durante varias horas sería la solución a mis problemas, cuando yo enloquecía si no comía cada dos horas?

Acompáñame en el recorrido por las siguientes páginas

para derribar viejos y dañinos mitos sobre nuestros hábitos alimentarios y sustituirlos por una visión más integral, amable y respetuosa con nosotros mismos como seres integrales que tenemos todo el derecho a estar bien y sentirnos mejor.

En este libro te desvelo las claves para dejar de ser un esclavo de la comida y convertirte en alguien verdaderamente libre a través de un estilo de vida saludable. Seamos libres juntos.

Endika Montiel

CAPÍTULO 1

LA COMIDA NO SON CALORÍAS

Hoy soy libre, ya no hago cálculos calóricos

«DEJA QUE LOS ALIMENTOS SEAN TU MEDICINA Y QUE LA MEDICINA SEA TU ALIMENTO».

Hipócrates

Cinco, cuatro, tres, dos, uno... ¡feliz Año Nuevo! Abrazos, risas y... calorías. ¿Debí haberme comido las uvas? Quizá no. Por más que se trate de una tradición, y aunque sea fruta, estas excedían mi conteo calórico de ese día, y la Nochevieja no era excusa para dejar de contar. Sin duda, tendría que entrenar más para quemar esas calorías extras. Al menos no había cenado como los demás, lo que me daba cierta tranquilidad. Me había llevado en un táper la merluza con espárragos que solía comer en esas ocasiones: bodas, reuniones familiares, celebraciones con amigos. No podía darme el lujo de pasarme, ni siquiera un poco, pues si quería mantener mi forma debía ser muy estricto con el conteo diario de calorías. Era un sacrificio que valía la pena.

¿Sabes lo que es un trastorno de alimentación? Pues es justo lo que yo tenía y, lamentablemente, lo que padecen millones de personas en aras de tener una apariencia saludable. Y es que no es normal pasarnos el día contando calorías. Si te pido que imagines una vida normal, no creo que contar calorías entre en la ecuación, pero es justo lo que yo hacía y lo que hacen muchas personas que creen que es la única opción para «estar bien».

Si sentía que me había excedido, entrenaba de más; no me permitía salirme del régimen al que me había apegado durante años, el que me había llevado a ganar varios campeonatos de *fitness* y fisicoculturismo Mister Olympia.

Yo entraba a un supermercado y lo primero que hacía al tomar cualquier alimento era voltear el envase para leer su contenido calórico; había llegado a un punto en el que ya no veía comida, solamente calorías. Tenía en mi haber competiciones ganadas, reconocimiento y éxito, pero vivía en un estado permanente de frustración e infelicidad, con una pregunta constante latiendo en mi fuero interno: «¿Llegará el día en que me podré sentar a una mesa y no mirar números, no hacer cálculos, sino disfrutar, dejar de pensar en si voy a engordar, si luego tendré que entrenar más?». Eso era lo que anhelaba, pero no sabía cómo conseguirlo, es más, lo veía como un sueño lejano. ¿Te has sentido de esa manera alguna vez? ¿Te estás sintiendo así justo ahora al leer estas líneas? Pues tengo noticias para ti: la comida no son calorías.

Así como lo lees. Necesito que ahora mismo abras la mente, te deshagas del viejo paradigma y le des cabida a esto que te voy a decir: la comida es información. ¡¿Cóóómo?! Sí. No te sorprendas tanto. Lo que pasa es que nos han vendido una idea de comida totalmente cuantificable: tantos gramos de tal alimento contienen tantas calorías; en contraposición a eso, yo te presento un concepto relacionado con la mayor cualidad de la comida:

> *La comida no son números,*
> *la comida contiene un compendio*
> *de información,*
> *en forma de códigos, que interactúa*
> *con la bioquímica de nuestro organismo.*

Permíteme explicarme mejor.

Habrás escuchado que nuestro cuerpo está formado por átomos; en realidad, todo lo que existe también está compuesto de ellos. La comida no es ninguna excepción. Cada bocado que ingerimos contiene millones de átomos que, al ser procesados por nuestro sistema digestivo, nos aportan la información que contienen. Por lo tanto, la comida no se reduce a números que harán que engordemos o adelgacemos, sino que está formada de átomos cuya información puede modificar nuestro organismo. Seguramente no habías pensado en la comida de esta forma, pero ¿acaso no es más amigable verla de este modo que concebirla como una amenaza cargada de calorías que nos sumarán kilos e impedirán que alcancemos el canon ideal que nos han impuesto?

¿Qué sucede con la información aportada por los átomos? Se reduce a una palabra clave: programación. Somos como un gran sistema informático y esta información contenida en los alimentos programa nuestra microbiota (flora intestinal) que, a su vez, modifica nuestra genética y, por ende, nuestra salud, composición corporal y apariencia, esta última directamente vinculada a las fuentes de alimentos que ingerimos. Con cada alimento cargamos programas que modifican nuestro *software* interno.

Supongamos que Ana consume doscientas calorías de manzana y Juan, doscientas calorías de donuts. Es el mismo número, ¿cierto? Pero yo te pregunto: ¿Crees que ambos, Ana y Juan, han recibido el mismo aporte? Cada uno de estos alimentos, al entrar en contacto con el cuerpo, libera una información determinada y, en función de eso, el organismo, al recibir el mensaje, comienza a actuar de una manera u otra, digamos que responde al encargo. ¿Cómo lo hace? Iniciando diferentes procesos bioquímicos, liberando determinadas hormonas, activando células inmunológicas y comenzando procesos metabólicos. Ana y Juan consumieron la misma cantidad de calorías, pero te aseguro que la reacción de sus respectivos organismos fue muy distinta. En otras palabras: la comida es información que programa nuestro cuerpo.

¿Alguna vez te has preguntado cómo te has estado programando hasta ahora? ¿Qué tipo de información has estado ingiriendo? Son buenas preguntas que no muchos se formulan y, ya que estás leyendo este libro, quizá sea el momento indicado para hacértelas y contestarlas con sinceridad.

Ante este panorama que te planteo —calorías contra información—, las dietas estándar caen por su propio peso, porque cada organismo actúa de manera distinta, cada organismo es un mundo en sí mismo, con sus propias leyes. De ahí la importancia de aprender a conocernos, a fin de identificar lo que nos hace bien y lo que nos perjudica.

A diario recibo en mi consulta a personas frustradas e infelices, cansadas de hacer dieta sin notar mejoría alguna; incluso algunas han empeorado. ¿Por qué? Porque están tratando de forzar su organismo, el cual es único, a encajar dentro de una dieta diseñada sin un tipo de estudio personalizado. Lo están haciendo al revés: quieren que su cuerpo se adapte a una dieta que leyeron en alguna web o red social, pero no responde como esperaban ya que ese régimen alimentario no es apto para ellos.

> *No todos los cuerpos responden perdiendo grasa por desayunar cien gramos de papaya, almorzar merluza con espárragos y cenar una rebanada de pan integral con* ricotta.

¿Cuántas veces he escuchado, con tono lastimero, «lo hice al pie de la letra y no funcionó»? La lección que debemos aprender es que la comida es información constante. En mi caso, cuando solo tomaba pescado con espárragos en cada comida, le estaba enviando a mi cuerpo el mismo tipo de información, una y otra vez, hasta agotarlo. Es como si en la escuela impartieran la misma lección en todas las clases, cada año; llegaría un momento en el que tu sistema cognitivo se estancaría. Algo similar sucede cuando le damos constantemente la misma información a nuestro cuerpo a través de los alimentos que consumimos.

He conocido a muchas personas que físicamente se ven muy bien, pero, al medir sus valores biométricos, estos no cuadran con lo que proyectan, están alterados: por fuera se ven bien, pero por dentro están enfermas. Lamentablemente, es algo muy común en el mundo del *fitness*. Cuando vas al *gym* por primera vez, incluso puedes sentir vergüenza de tu apariencia al ver que quienes llevan tiempo entrenando lucen como modelos de portada. Pero lo cierto es que no sabes cómo están por dentro. Y con esto no pretendo generalizar ni estigmatizar a las personas que entrenan, pero sí suele darse con frecuencia el fenómeno de lo que yo llamo «la salud enmascarada»: por fuera todos se ven estupendos, pero por dentro pueden estar destruidos. Lo sé porque a mí me sucedió. Hacia fuera proyectaba una imagen de salud perfecta, pero internamente —y eso era algo que aún no sabía— mi cuerpo estaba diciendo «basta».

> *Tuve que enfermar para comprender que el cuerpo es mucho más que músculos y su cuidado no solo se limita a lo que comemos o dejamos de comer.*

El cuerpo responde a nuestras emociones, a nuestro entorno, a nuestra salud emocional y vida afectiva, y cuidar de él va mucho más allá de que una app te diga cuántas calorías debes o no comer. ¿Desde cuándo hemos dejado que el acto de nutrirnos esté a cargo de una aplicación que descargamos en nuestro móvil? Estamos hablando de nuestra salud.

Comer y nutrirnos son estadios distintos del proceso alimentario. La nutrición es un acto integral que consiste en ingerir alimentos beneficiosos para nuestro organismo, y cuando digo «nuestro» me refiero a cada organismo en particular, pues lo que es bueno para otro, no tiene que serlo para ti. Pero, además, también debemos cuidar lo que ingerimos a nivel de información, así como a nivel emocional y afectivo. ¿Estamos insatisfechos o saturados? Esto puede marcar la diferencia entre ser depredadores insaciables o vivir en estado de satisfacción. Se trata de aprender a identificar lo que nos hace bien y lo que nos sienta mal.

Por ejemplo, ¿qué información le brindas a tu cuerpo cuando ingieres un té?

- Paz.
- Tranquilidad.
- Relajación.
- Armonía.
- Disfrute.

¿Qué información le proporciona a tu cuerpo una hamburguesa doble de carne, doble de queso y doble de todo?

- Exceso.
- Saturación.
- Desorden.
- Descontrol.
- Ansiedad.

Y no digo que no te puedas comer una hamburguesa o un helado, pero si lo haces no le pongas etiquetas, no lo hagas como un premio por haber «resistido» la tentación durante la dieta de turno, ni lo hagas con culpa, porque te va a sentar peor de lo que crees. Cuidarnos es una elección, no un castigo.

Hay muchas personas que acuden a mí avergonzadas y sintiéndose culpables por los famosos *cheat meals* (comida trampa) porque, una vez que empiezan, ya no pueden parar: el premio se les ha convertido en pesadilla. Por eso no creo en las dietas, ya que se basan en un concepto prohibitivo que suele generar mucha ansiedad. Sinceramente para mí el concepto de dieta está asociado al fracaso. ¿Por qué? Porque se enfoca en contar calorías. Estadísticamente puedes sobrellevar ese modelo tres meses, pero está comprobado que, pasado un año, no solo recuperas lo que perdiste, sino que incluso ganas más peso del que tenías antes de comenzar la dieta. Frustrante, ¿cierto?

Hay gente que me dice: «Quiero perder peso», pero no pretende realizar cambios en otros hábitos de su vida. Yo les pregunto: «¿Cuántas veces haces ejercicio durante la semana?». A menudo, la respuesta es: «No me gusta hacer ejercicio». Cuando indagas un poco más con estas personas, te das cuenta de que están sometidas a situaciones de estrés muy fuertes o no pasan por su mejor momento emocional y se desquitan comiendo. Hay otras que buscan recuperar el dominio que han perdido en otras áreas de sus vidas, controlando y contando cada bocado que comen.

No las juzgo, porque todos pasamos por momentos difíciles, pero ¿te das cuenta de que todo tiene que ver con la manera en que nos relacionamos con la comida? Porque comer es un acto primordial, ancestral, pero nosotros lo hemos convertido en otra cosa: en una acción de desquite, de control o, peor aún, en algo punitivo. ¿Cuántas veces has dejado de comerte ese chocolate que tanto querías porque te estás castigando por haberte saltado el régimen? ¿O porque le tienes miedo? Lo cierto es que puedes dejar de ver el chocolate como tal y verlo directamente como los kilos que vas a ganar si lo comes.

Hemos convertido el acto de comer en algo que está muy alejado de lo que debe ser: nutrirnos para estar bien. Las calorías se han convertido en terroríficos fantasmas que nos persiguen a dondequiera que miremos. ¿Qué paz podemos tener así?

¿Cuál es entonces mi propuesta? Te invito a concienciarte sobre las siguientes premisas para comenzar a cambiar el paradigma:

1. EL AUMENTO DE PESO NO ES DIRECTAMENTE PROPORCIONAL A UN EXCESO DE CALORÍAS

El sobrepeso en una persona tiene que ver con un problema hormonal, inmunológico, incluso digestivo. Si tu aparato digestivo no está bien, no responderá a un conteo calórico; si no dormiste lo suficiente, tu cuerpo responderá de forma distinta a si descansaste; si estás bajo situaciones de estrés, sucederá lo mismo. ¿Qué pretendo decirte? Que los problemas con el peso tienen causas que van más allá de la ingesta calórica.

2. LO PRIMERO ES MEJORAR LA SALUD DEL TUBO DIGESTIVO

Este es el primer paso, el más importante, y para ello es vital comprender que hay calorías que te impulsan y otras que te destruyen. Hay calorías que regeneran, como las de las proteínas, y otras que proceden de los ácidos grasos que reconstruyen células. Por lo tanto, no podemos simplificar con este tema y obsesionarnos con el conteo. Te doy un ejemplo: pensamos que los hidratos de carbono y las proteínas nos aportan cuatro calorías, y las grasas, nueve, pero esto no siempre es así; hay ácidos grasos que, en vez de aportarnos nueve calorías, nos proporcionan 3,5, aunque la app que te descargaste en el móvil dice que tienen nueve. Por eso, estos conteos no funcionan. ¿Mi consejo? Dejemos de contar y ocupémonos de la salud del tubo digestivo.

3. LAS CALORÍAS NO SON LO IMPORTANTE, LO IMPORTANTE ES CÓMO SE ENCUENTRA LA PERSONA

En lugar de enfocarme en el conteo calórico cuando alguien acude a mí, me centro en: *a*) Cómo reparar su tubo digestivo; *b*) Cómo orquestar su sistema hormonal para que funcione todo correctamente; *c*) Cómo mejorar su respuesta de hambre-saciedad para que sus sensores internos le indiquen la cantidad de comida que debe comer. Para mí esto es lo esencial.

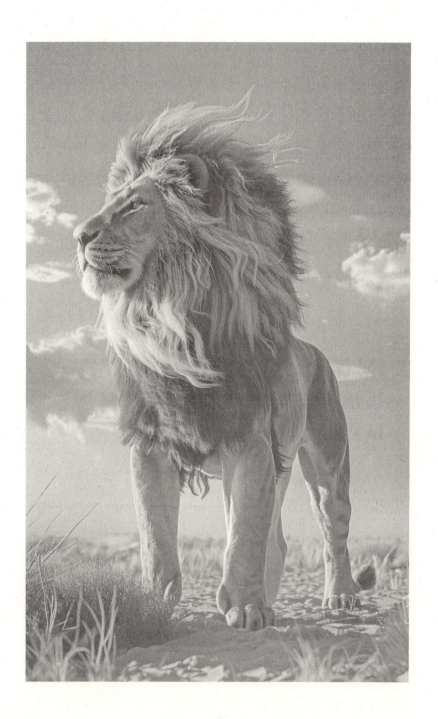

No sé a ti, pero a mí me fascinan los leones; son grandes maestros, sobre todo para alguien que estudia la nutrición. Estos felinos son fuertes y no necesitan contar si hay más o menos calorías en su dieta: comen cuando pueden, lo hacen en abundancia y no engordan; no están obesos, estéticamente lucen bien, se les ve fuertes, ágiles, fibrosos, debido a que no han modificado patrones de saciedad. Imagínate que hay un león que está dos días sin comer porque no encuentra caza y cuando por fin atrapa a una presa, empieza a hacer cálculos calóricos; eso sería ridículo.

¿Qué sucede con el ser humano? Por causa de la descodificación que hemos sufrido, se nos ha alejado de la verdad, de esos sensores que nos ayudan a captar y saber hasta dónde tenemos que ingerir; incluso pedimos ayuda para saber si tenemos que consumir más proteína o más grasa. Esto ocurre en personas sanas, pero cuando estas se hallan intoxicadas, con ansiedad, frustración, estrés, caen en los atracones, lo que conduce al círculo de la indigestión, la inflamación y la frustración, círculo que generamos nosotros mismos por contabilizar lo que comemos. El conteo es estrés en sí mismo, y esto es lo que al final nos aleja de nuestro origen.

No necesitamos contar: somos bioquímica, no calculadoras. No somos lo que comemos, asimilamos o absorbemos; somos nuestra elección, somos quienes elegimos ser en todos los aspectos de nuestra vida. La nutrición es un aspecto más, pero tiene un gran impacto a nivel integral. Al igual que tú, todos comenzamos en algún punto. Por eso te digo: nunca es tarde para empezar.

Toma las mejores decisiones que te lleven a experimentar bienestar y, si necesitas orientación respecto a dónde comenzar, aquí estoy yo para ayudarte.

Al día de hoy puedo decir que lo he logrado. Actualmente soy libre, ya no hago cuentas para no superar esa estimación calórica que, además, es imposible calcular. He aprendido a respetar mi cuerpo y sus procesos, me he concienciado de que la salud no tiene que ver con números, se trata de un proceso integral que comienza por descubrir qué nos nutre y qué nos desnutre, tanto a nivel físico como emocional.

En lugar de contar, aprende a conocerte. Tu organismo te lo agradecerá.

> *Comemos para sobrevivir, nos nutrimos para estar saludables; comer es un acto de supervivencia, nutrirnos es una elección de conciencia.*

CAPÍTULO 2

NO ERES UN ROBOT

Todo lo que lleve la palabra «dieta» es algo sistemático que te robotiza

«DEJA QUE LOS ALIMENTOS SEAN TU MEDICINA Y QUE LA MEDICINA SEA TU ALIMENTO».

Morfeo

(Matrix)

Abres los ojos por la mañana y lo primero que haces es visualizar el entrenamiento de la tarde para ir enviando estímulos a tu sistema nervioso. Te pesas, observas los números en la balanza y te preocupas: estás unos gramos por encima de tu peso ideal, tendrás que entrenar un poco más hoy en el *gym*. Preparas el desayuno calculando el número exacto de calorías, ni más ni menos; los errores de cálculo no están permitidos. Recibes la llamada de ese amigo que hace tiempo no ves, te invita a cenar para celebrar algo muy importante que desea compartir contigo, pero le dices que esa noche no puedes. Le has mentido porque aceptar significa salirte de la programación y eso es algo que no te puedes permitir. Has sido programado.

¿Te suena esto? ¿Crees que es una ficción? Pues te digo que así era mi vida hace algunos años.

CÓMO NOS PROGRAMAN PARA ACTUAR COMO ROBOTS

Todo empezó cuando decidí participar en el Campeonato de Fitness Euskadi. Entonces me puse una meta a corto plazo para tener opción de ganarlo, pero luego vino otro torneo y después otro, y llegó un momento en el que ya no podía salirme del círculo vicioso que yo mismo, sin proponérmelo, había creado. Así hasta que llegué a parecer un robot, no solo por el conteo estricto y la programación que seguía al pie de la letra, sino porque me sentía desconectado de mi parte humana. Esto es algo que cuesta mucho reconocer, y no todos lo hacen, porque es doloroso y vergonzoso, pues significa que hemos estado equivocados, y nada resulta tan difícil de admitir como nuestros errores.

Créeme, lo veo con frecuencia, a mi consulta llegan muchas personas programadas, las escucho y lo primero que pienso siempre es: «No eres un robot». ¿Por qué supongo esto? Porque me encuentro con personas obsesionadas con el conteo, aterradas de salirse de la programación que ellas mismas se han impuesto, aunque su salud haya comenzado a sufrir precisamente debido a un régimen demencial que han decidido seguir a pie juntillas.

Recibo a personas con problemas de regulación hormonal, mujeres con amenorrea, gente con trastornos alimentarios por querer llevarlo todo a la perfección, a estándares prácticamente inalcanzables. También hay personas que desde el lunes comienzan a ver menús porque su día de *cheat meal* es el sábado y pasan toda la semana eligiendo con qué se premiarán. ¿No es esto una locura?

Mucho de lo que acabo de exponer tiene su origen en las relaciones insanas que establece el ser humano con la comida, pero no somos capaces de verlo porque esta situación viene enmascarada con un traje muy bonito de salud y bienestar, hasta que nuestro cuerpo comienza a mostrar síntomas de enfermedad. Entonces nos sorprendemos y desconcertamos porque, según creíamos, habíamos estado llevando un estilo de vida muy sano. ¿Cómo ha podido ocurrir?

Lamentablemente, lo normal es no darte cuenta de que estás enfermo, pues trabajas bajo las recomendaciones nutricionales del sistema, y eso lo hace más frustrante todavía, porque te dices: «Pero si lo llevo todo a la perfección». Yo no pongo esto en duda, no lo juzgo, porque hace unos años pensaba de este modo y tuve que evolucionar para replantearme mi relación con la comida y con mi cuerpo desde una nueva perspectiva.

Cuando la gente me dice «Hay que comer cinco veces al día», tal vez piensa que no sé de lo que habla, que no la entiendo. Pero créeme: si alguien puede saber de qué va todo esto, ese soy yo, que lo he seguido a la perfección. Es más, es muy probable que tú no lo hayas llevado a cabo tan a rajatabla como yo, y precisamente eso me ha ayudado a darme cuenta de qué es lo que me ha perjudicado. Lo hice tan a la perfección que era una máquina, y al final eso me destruyó porque no soy un robot, soy un ser humano.

VIVIR DENTRO DE LA CAVERNA

Si hay algo que intento enseñar hoy, es a salir del estado de confort que nos destruye. Tu estado de confort descansa sobre esa programación que te has impuesto, que a ti te parece muy normal porque seguramente te ha sucedido lo mismo que a mí: al aislarme cada vez más de mis amigos y de mi familia, me fui rodeando de personas que compartían mi estilo de vida, gente del mundo del *fitness* que se alimentaba como yo; éramos como una secta dentro de la cual creíamos tener la razón. Desde nuestros puntos de vista, los equivocados eran los otros: los que no contaban calorías, los que no comían cinco veces al día ni seguían ningún régimen alimentario, los que no estaban obsesionados con su masa muscular. Ellos eran los que estaban equivocados, no nosotros.

Y, sin embargo, no había bienestar en todo ello. Yo estaba resignado a que el resto de mi vida sería vivir como un robot contando calorías, haciendo todo a la perfección, sin salirme ni un ápice de lo pautado, comiendo cada dos horas, tocándome el abdomen si me salía ligeramente del programa, porque estaba convencido de que era lo correcto y creía que quienes no lo hacían estaban enfermos, que era algo que deberían hacer sí o sí, no comprendía que el enfermo era yo.

> **No solo padecía un desequilibrio alimentario, sino también mental y social. Hoy en día comprendo con claridad que no hay ser humano que verdaderamente logre ser feliz y saludable viviendo de ese modo, porque la salud es un concepto integral.**

Cuando comencé a despertar, vino una etapa de transición; creo que nos ocurre a todos. Tiene lugar inmediatamente después de darnos cuenta de que quizá nuestras opciones nutricionales no han sido las más indicadas. Ese «quizá» ya nos abre una puerta para empezar a sanar. Al principio pensaba: «No sé si alguna vez llegaré a un estado en el que no cuente las calorías, no sé si seré capaz de dejar de ver la comida como números».

Hoy te digo que sí se puede salir de ahí, de ese estado parecido a estar viviendo dentro de una caverna y creer que vives en la luz.

¿Conoces el mito de la caverna de Platón? Te lo resumo a grandes rasgos: un grupo de prisioneros se encuentra encadenado desde su infancia detrás de un muro en el interior de una cueva y la única realidad que conoce son las sombras de los objetos que, sobre la pared, proyecta el fuego que está al otro lado del muro. Un día, uno de los prisioneros consigue escapar, pasa al otro lado del muro, sale de la gruta y contempla el cielo estrellado. El hombre regresa a por sus compañeros y les cuenta lo que ha visto en el exterior, pero estos se niegan a creerle y a escapar con él porque piensan que se ha vuelto loco.

Cuando yo vivía como un robot, creía que fuera de ese estilo de vida solo había enfermedad. No quería escuchar nada respecto a otras posibilidades, nada que estuviera fuera de la gruta en la que permanecía prisionero. En pocas palabras: tenía miedo de ser libre porque me había habituado a un sistema que, poco a poco, me había hecho su esclavo.

Mi vida social se había reducido a un círculo de personas que también vivían dentro de la caverna; ya no podía relacionarme con mis amigos de siempre porque ellos hacían planes para salir por las noches, organizaban comidas y eventos a los cuales yo no asistía para no salirme de la programación.

Si el mito de la caverna te parece demasiado filosófico, entonces te daré el ejemplo de *Matrix*. En la primera película, cuando Morfeo le explica a Neo en qué consiste la Matrix, le dice que las personas que viven dentro de ella dependen tanto del sistema que lucharían para protegerlo.

¿QUÉ HAS ESTADO DEFENDIENDO?

A mi consulta llegan personas tan apegadas a su sistema de creencias respecto al régimen alimentario y de entrenamiento que, al principio, muestran resistencia a los planes que les propongo e incluso me dan argumentos para defender lo que han venido haciendo, aun cuando eso les ha robado la salud.

A partir del momento en el que nos preguntamos si hemos estado defendiendo de verdad los intereses de un sistema que nos lleva a la enfermedad, haciéndonos creer que en eso consiste una vida sana, estamos preparados para darles la oportunidad a nuevas opciones que nos pueden ayudar a sanar.

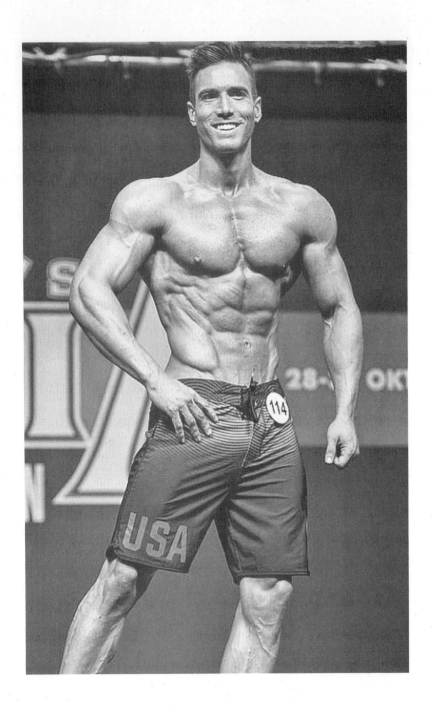

Para comprobar cuáles son los paradigmas de una persona en cuanto a los cánones de salud, suelo mostrarle una foto mía de cuando gané el Mister Olympia. A continuación, le pregunto: «¿Qué ves aquí?». Por lo general, me responde: salud, éxito, trabajo, disciplina, etc. Lo que no sabe es que en esa época yo contaba constantemente todo: calorías, tiempo de entrenamiento, peso corporal..., todo.

> *Yo vivía contando.*
> *¿De verdad crees que se puede llevar*
> *una vida feliz de esa manera?*
> *La respuesta es no, porque la salud*
> *es un concepto integral.*

Así viví durante cuatro años, tiempo más que suficiente para enfermarme. Pero hoy veo que fue justamente esa vivencia lo que me llevó a buscar respuestas para sanar, respuestas que no iba a encontrar si permanecía dentro del sistema. Tuve que salir de la caverna, o de la Matrix, dale el nombre que quieras, y al hacerlo sufrí un shock, pues las respuestas que encontré iban en contra de todo lo que había aprendido y estudiado. Actualmente puedo decir:

> *Yo no soy quien soy hoy por lo que he leído*
> *ni por lo que he estudiado,*
> *sino por los errores que he cometido.*

Es probable que si estás en el mundo del *fitness*, sea porque quieres estar saludable, pero también puede que no seas capaz ni de ir a una comida familiar por temor a engordar, a que todo el sacrificio que has hecho lo pierdas en una tarde. Cuando yo comía algo fuera del programa, me tocaba el abdomen una y otra vez, y pensaba: «Estoy engordando, estoy perdiendo masa muscular»; a esta obsesión te lleva el sistema tal como está montado.

Tú puedes actuar como un robot y decir: «Quiero perder quince kilos en tres meses, para lo cual voy a hacer esto». Puede ser que lo consigas, pero de eso no vas a aprender absolutamente nada y la sensación que te quedará es de equivocación, pues le estás dando más relevancia a la parte estética que a tu salud.

> **Yo seguí una disciplina a partir de la cual llevé mi cuerpo al extremo en cuanto a la complexión corporal y la pérdida de grasa, pero eso me desvirtuó como persona.**

Seguir una disciplina extrema te lleva a juntarte con personas iguales a ti, y algo que es insano empiezas a verlo bien, porque los demás lo comparten y están convencidos de que es lo correcto. Y es que una mentira repetida de forma constante acaba convirtiéndose en una verdad.

En ese barco al cual te subes con la esperanza de alcanzar el sueño de ese cuerpo perfecto, lo correcto es contarlo todo y llevar una planificación. Muchas veces digo: el plan a menudo es no seguir el plan; salirte de él es lo que hace que tú seas sostenible, aferrarte a él de manera obsesiva puede terminar por hacer que el barco naufrague. Si lo que deseas es ahogarte, vas por buen camino; si eliges aprender a nadar, entonces puedo ayudarte.

Cuando comienzas a ver con una nueva mirada esa comunidad cuyos principios seguías ciegamente, acabas por darte cuenta de que solo tiene un objetivo estético, aunque afirme que su único fin es la salud. Pero ya no puede engañarte: la realidad es que le importa más la estética que el bienestar interno.

Por seguir este sistema yo acabé con secuelas no solo fisiológicas, sino también psicológicas y emocionales, pero fui capaz de sanar y evolucionar para reconectarme con mi verdadera naturaleza y vivir la vida como un ser integral.

LA LEPTINA, LA HORMONA DE LA SACIEDAD

Vivir de esa manera me desvirtuó como ser humano, y es que si observas bien, verás que cualquier animal sabe cuándo tiene que comer y en qué cantidad, pues posee la capacidad de autorregularse. Los seres humanos, debido al conteo del que te hablo, debido a estas estructuras nutricionales aberrantes, nos hemos desconectado de nuestra naturaleza biológica a tal punto que ya ni siquiera sabemos cuándo tenemos hambre real o emocional. Hemos perdido la capacidad de diferenciarlas y es eso lo que nos está llevando por el camino de la enfermedad.

¿Sabías que el tubo digestivo libera diferentes tipos de respuestas hormonales y hace que regules la liberación de grelina, la hormona de la señalización del hambre, y la leptina, la hormona de la saciedad? Al habernos desconectado de nuestro propio organismo, hemos llegado a un punto en el que no nos quedamos saciados, sino que comemos y seguimos comiendo sin parar; eso solo lo hace el ser humano.

Pero la leptina es algo más allá que la hormona de la saciedad, es la hormona maestra del metabolismo energético.

La leptina es sintetizada por las células de la grasa, por lo que podemos ver que el tejido adiposo (allí donde se almacena la grasa corporal) es más que un cubo de basura y desechos. La leptina controla todo el metabolismo del cuerpo, por lo que, si no funciona adecuadamente, el resto de hormonas pueden presentar problemas clínicos. Por ejemplo, la resistencia a la leptina durante mucho tiempo puede producir disfunción en la tiroides.

Debido al ambiente donde vivimos, que cada vez es más tóxico, nos enfrentamos a contextos como la resistencia por exposición desmesurada a ciertas hormonas. Cuando se produce esta resistencia, las células ya no oyen absolutamente nada, de manera que el mensaje no llega, y así, vienen los problemas. La resistencia a esta hormona implica que el cerebro no reconozca la señal de la leptina que se envía desde nuestras células de grasa.

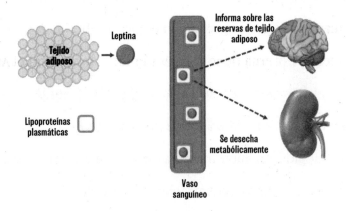

Fig.1: El mecanismo de acción de la leptina.

Existen pruebas muy sencillas para diagnosticar esta resistencia. Así, si uno se ve demasiado gordo o demasiado delgado, es probable que sea resistente a la leptina.

Al hablar sobre la conexión con la tiroides, tenemos que mencionar la hormona rT3. Un aumento de esta hormona es señal de una reducción del metabolismo energético, de modo que se arruina el circuito de retroalimentación entre T4/T3 y uno desconecta el sistema hipotálamo-pituitaria-tiroides. La consecuencia es que se pierde la habilidad para utilizar la grasa corporal.

La leptina se produce en las células de la grasa, principalmente en el tejido adiposo blanco (TAB). En primer lugar, recibimos la leptina de nuestras madres al ser amamantados durante los primeros días, es decir, a través del calostro. Las últimas investigaciones muestran que no obtener leptina de esta leche materna tiene enormes implicaciones para el ADN. La leptina presente en el calostro entra en el cerebro del recién nacido a través de una compleja señalización que tiene lugar en el hipotálamo. Una vez allí, comienza a activar un grupo de neuronas que modularán el estado energético durante el resto de la vida.

Sin energía, ningún animal podría realizar tareas complejas o tan siquiera vivir. El cerebro es incapaz de reconocer el estado energético del cuerpo. La señalización de la leptina forma parte, desde luego, de un sistema perfecto:

- El estado energético lo determinan tus células de grasa. ¿Quién mejor que las células que almacenan nuestra energía para emitir las señales de lo que sobra o de lo que falta?
- La leptina es la conexión de las células de grasa con el cerebro. Controla todo lo que tiene que ver con la energía y la información acerca de ella. Sin energía ni información, se produce el caos. El caos, en medicina, tiene un nombre: inflamación.
- El cerebro decodifica la señal y actúa en consecuencia.

La leptina también afecta a la fisiología ósea. Los huesos son increíblemente activos, ya que se remodelan constantemente en respuesta a las tensiones bajo las que se encuentran. Para poder realizar esto adecuadamente, se requieren enormes cantidades de energía.

Por otro lado, si una mujer presenta resistencia a esta hormona, se verá en dificultades para quedarse embarazada, ya que es un regulador de la fecundidad.

La leptina también controla y modula el sistema inmunológico en el cerebro. Generalmente, cuando alguien presenta resistencia a la leptina también suele tener niveles bajos de vitamina D. Uno de los motivos es que los niveles altos de leptina destruyen otra proteína secretada en las células beta del páncreas, llamada amilina. Las células beta del páncreas deben producir insulina a la vez que amilina en una relación 100:1, de manera que estas dos hormonas secretadas en conjunto son clave en la regulación de los niveles de glucosa. Esto nos lleva a deducir por qué los niveles altos de leptina pueden causar diabetes tipo 2. El alto contenido de leptina fríe la amilina en las células beta, lo cual hace que dejen de producir insulina. Esto mantenido en el tiempo desemboca en dicha enfermedad metabólica.

La resistencia a la leptina se produce mucho antes que la resistencia a la insulina. Cuando ambas resistencias actúan durante el tiempo suficiente, se produce a su vez una importante desregulación de la hormona cortisol.

Cuando la insulina y el cortisol se elevan de manera simultánea y crónica, el sistema humano se hallará roto. Así es como enfermamos de afecciones crónicas y también de cáncer.

CLAVES PARA RESTAURAR LA SEÑALIZACIÓN DE LA LEPTINA:

- Alimentación baja en carbohidratos (menos de 50 g/día).
- Comer durante los treinta minutos después de despertar.
- Los alimentos deben ser naturales, estacionales y locales.
- Nunca comer más allá de las 19.30 h.
- No contar nunca las calorías.
- No comer nada, al menos en cuatro horas, desde que cenas hasta que te vas a la cama.

- Hacer ejercicio por la tarde y no por la mañana (explicaremos esto más adelante).
- El ejercicio debe ser entrenamiento de intervalos de alta intensidad (HIIT, por sus siglas en inglés) o pesas.
- Exponerse al sol de la manera correcta.

¿CÓMO SALIR DEL ESTADO «ROBOTIZADO»?

Para empezar, ten una cosa algo muy presente: todo lo que lleve la palabra «dieta» es algo que, sistemáticamente, te robotiza y programa, y te hace perder lo más importante del ser humano que es la codificación biológica; o, dicho de otro modo, la relación que tienen nuestras emociones internas con nuestra salud.

Es preciso que aprendamos a conocernos mejor, a alimentarnos correctamente y, sobre todo, que disfrutemos de la comida y sus resultados. La comida no es nuestra enemiga.

> *No eres un robot, eres una máquina biológica adaptativa que actúa en función del medio interno que habita en ti y el medio externo en el cual habitas.*

En primer lugar, debes descubrir quién eres para poder entender por qué actúas, como actúas y, por ende, por qué comes lo que comes.

Nuestro cuerpo es un organismo multicelular que, para mantenerse con vida, necesita de diversos procesos internos que demandan energía. Esta energía es producida a través de los alimentos, bebidas o suplementos calóricos que consumimos en nuestro día a día.

Si fueras un robot, todo funcionaría como un algoritmo matemático, pero no lo eres, y cuando tratamos de emplear la nutrición para mejorar la composición corporal, contar calorías solo funciona en un porcentaje mínimo. Al final este conteo provee un resultado efímero porque se sostiene sobre una base artificial alejada de nuestra verdadera naturaleza, por lo tanto, no es sostenible.

¿De qué sirve un cuerpo armonioso, definido, hipertrofiado y escultural si no es sostenible?

Vivir con ansiedad, con miedo a comer ciertos alimentos, obsesionados con el entrenamiento y convertidos en esclavos de nuestro cuerpo, desde mi perspectiva, no nos permite evolucionar.

El cuerpo es solo un aspecto de nuestra vida, pero si logramos descubrir cómo mantener el equilibrio entre salud, condición física y estética corporal; si logramos descifrar el funcionamiento de nuestro cuerpo, la batalla habrá terminado, tomaremos el control y el sufrimiento habrá acabado. ¿No es lo que todos queremos?

Descubrir el funcionamiento de nuestro organismo es la llave que nos permite manipular las variables para conseguir salud, optimizar nuestro rendimiento y prolongar la longevidad.

Esta llave es lo que compartiré contigo en los siguientes capítulos.

DIETA CETOGÉNICA: MITOS, COSTOS Y BENEFICIOS

Hoy en día, entre las dietas imperantes tanto entre deportistas como entre personas sin un trabajo físico exigente, se encuentra la dieta cetogénica o keto. Y como sin duda ya sabrás, lleva consigo una gran controversia, pues existen dos grupos muy diferenciados de personas: los que la siguen con entusiasmo y los que la rechazan incluso sin haberla probado. Por ello, creo que conviene detenernos un poco en conocerla y analizarla como es debido.

¿QUÉ ES LA DIETA CETOGÉNICA?

El cerebro es incapaz de utilizar la grasa como sustrato energético puesto que esta no puede cruzar la barrera hematoencefálica. Cuando la dieta es baja en carbohidratos, la glucosa se convierte en el hígado en cetonas, las cuales sí puede utilizar el sistema nervioso como fuente energética (el 75 por ciento de las necesidades energéticas).

Existen tres tipos de cuerpos cetónicos: acetoacetato (no muy frecuente), ácido ß-hidroxibutírico (no es estrictamente una cetona) y la acetona (responsable del aliento afrutado durante la cetosis). Los ácidos grasos no se pueden mover en sangre por sí mismos (son hidrófobos) y para ello precisan de lipoproteínas (quilomicrones); en cambio, las cetonas son ácidos grasos solubles en agua, por lo que el acetoacetato y el ß-hidroxibutirato pueden ser transportados por la sangre a los tejidos periféricos, donde se convierten en acetil-CoA y se oxidan.

Esto supone una ventaja respecto a la facilidad de transporte de los ácidos grasos, pero, además, las cetonas son una forma de reemplazo de la glucosa como fuente energética, sobre todo en tejidos como el músculo cardiaco y la corteza renal.

Las cetonas siempre están presentes en mayor o menor medida en sangre y no son una respuesta a síntomas de falta de alimento como algunos creen. De hecho, se producen durante el ejercicio intenso y el ayuno, incluyendo el ayuno nocturno que se da mientras dormimos. Para que una persona se encuentre en cetosis se utiliza la medición sanguínea con valores de 0,5 mmol, por lo que puede decirse que cualquiera que practique ayuno intermitente se halla en una cetosis cíclica. Para que los beneficios sean óptimos, Volek y Phinney defienden que, aunque la cetosis sea un proceso continuo, los valores que favorecen el rendimiento mental y deportivo deben estar entre 1 y 3 mmol.

Para conseguir este estado de cetosis, estos investigadores defienden que debe seguirse un mínimo de 48 horas de dieta baja en carbohidratos, aunque el tiempo en conseguir dichos niveles vendrá determinado por varios factores: la cantidad de actividad física realizada, el grado de restricción de carbohidratos, los niveles de hormonas como la insulina y diferentes factores genéticos. En cuanto a la ingesta de glúcidos, si se desea mantener una cetosis a largo plazo, la toma diaria deberá no ser mayor a 20-50 gramos (aunque existen excepciones en personas que incluso mantienen dicho estado con 190 gramos).

Como puedes ver, no hace falta retirar completamente los hidratos de la dieta; es más, si se eliminaran del todo, se desplazarían alimentos como los vegetales. De hecho, los carbohidratos no son lo que determina propiamente la formación de cetonas, sino que los responsables son los niveles de insulina. Por esta razón, se deben calcular y tener de referencia los carbohidratos netos (gramos de carbohidratos totales menos los gramos de fibra) y no únicamente los totales. Por ejemplo, en una dieta con 40 gramos de fibra y 90 gramos de carbohidratos totales, tendremos 90 – 40 = 50 gramos de carbohidratos netos, suficientes para mantener una dieta moderadamente cetogénica.

Pero los carbohidratos no son el único macronutriente que debemos tener en cuenta. Así, los aminoácidos que forman la proteína pueden convertirse en glucosa a razón de 57 gramos a partir de 100 gramos de proteína. Como medida rápida y efectiva, puedes contar la mitad de la cantidad de proteínas excedentes (valores mayores a 1,8 gramos/kilogramo/día) como carbohidratos netos.

Entre el segundo y quinto día con la dieta keto, algunas personas experimentan la «keto flu» (sensación de gripe con síntomas de letargo) y muchas de ellas se rinden y la abandonan, concluyendo que la dieta no les funciona y criticándola. Pero lo cierto es que es tras este periodo cuando se experimenta sus beneficios, como el buen desempeño mental y el bienestar (lo que puede explicarse por el incremento de catecolaminas). El protocolo de la dieta Atkins (cetogénica en su fase inicial) tuvo un gran seguimiento momentáneo, al igual que la dieta Ornish (dieta muy baja en grasas), pero estas dietas son más difíciles de seguir que una dieta cetogénica convencional.

CETOSIS Y SALUD

La dieta cetogénica puede ser completamente sana y segura, y conferir beneficios de salud únicos, además de no afectar a ningún biomarcador de salud de forma negativa. En cuanto a la salud cerebral y del sistema nervioso, la dieta keto puede suponer un gran beneficio neuroprotector e incluso puede ser muy útil en patologías como la epilepsia, el párkinson, el alzhéimer o las migrañas, y en la mejora de la memoria y el funcionamiento cognitivo en general.

Respecto a la salud metabólica, por ser baja en carbohidratos, la dieta cetogénica regula y mejora los niveles de insulina y glucosa sanguíneos, por lo que también puede ser beneficiosa para pacientes diabéticos o para prevenir esta enfermedad. Además, esta dieta reducirá la inflamación debido al estrés oxidativo generado por niveles altos de glucosa en sangre, lo que minimizará significativamente el riesgo de contraer diversas enfermedades inflamatorias, incluyendo el cáncer. Parece ser que los beneficios del ayuno respecto a la inflamación se producen por la creación de cetonas. Al ser una dieta alta en grasas saludables, se dará un incremento del HDL, lo que repercutirá en una disminución de los niveles de triglicéridos y actuará a favor de la salud cardiovascular. En general, la evidencia sugiere con claridad que seguir una dieta cetogénica periódica no solo es seguro, sino muy sano.

Diferentes investigaciones realizadas en sujetos con sobrepeso muestran efectos desfavorables, pero no por culpa de las cetonas, sino porque no son controladas lo suficiente y falla la elección de alimentos (se excluyen vegetales, se utilizan margarina y aceites para proporcionar grasa a la dieta, etc.), lo que provoca un balance desequilibrado de ácidos grasos (altos niveles de omega-6 y bajos de omega-3, altos niveles de grasas trans...) y con bajo contenido en fibra (con estreñimientos frecuentes, déficits de vitaminas y minerales esenciales). Por esta razón, estos estudios no sirven para concluir que una dieta keto no funcione, sino para demostrar una vez más que la elección de alimentos es clave y debe pautarla un profesional de la alimentación. Es decir, una dieta keto no se basa en atiborrarse a huevos y tocino; debe contener grandes cantidades de vegetales, fibra y ácidos grasos equilibrados.

La dieta keto no disminuye el metabolismo como dicen algunas personas, sino que lo transforma. La conversión de hormonas tiroideas T4 a T3 se inhibe moderadamente durante las dietas bajas en carbohidratos. En teoría, esto podría suponer una disminución de la tasa metabólica, pero tu cuerpo es capaz de regular la actividad hormonal de la tiroides porque se adapta, permaneciendo el gasto energético en los mismos valores.

La dieta cetogénica es tan saciante que incluso hay estudios que reportan que, tras pérdidas de peso severas, las personas tienen menos hambre. Esta no es la tónica general de las dietas, pues suelen aumentar los niveles de apetito. Es una de las razones por las que las dietas keto suelen tener la característica de ser *ad libitum*, en otras palabras, comer hasta la saciedad.

Se cree que los carbohidratos deben ser el foco de atención cuando se habla de rendimiento deportivo, pero esto no tiene que ser necesariamente así, como sucede en el caso de la fuerza. Se ha estudiado el desempeño de la fuerza en un equipo de gimnastas de nivel internacional que realizaban entrenamientos de 4,3 horas diarias siguiendo una alimentación cetogénica y no se ha hallado un descenso en su rendimiento de fuerza. Tampoco se ha encontrado una disminución de fuerza en luchadores de taekwondo con entrenamientos de cinco horas al día, seis días a la semana.

El agotamiento del glucógeno durante los entrenamientos enfocados a la potencia es moderado, y precisa de unas veinticuatro horas para su resíntesis independientemente de la composición dietética. Gracias al ciclo de Cori, es decir, el ciclo de circulación de la glucosa y el lactato entre el músculo y el hígado, se recicla el lactato producido durante el ejercicio; esto explica cómo, tras la utilización de glucosa en el músculo y la producción de lactato durante el ejercicio anaeróbico, el lactato viaja al hígado por el torrente sanguíneo, donde es transformado de nuevo en glucosa mediante el proceso denominado gluconeogénesis. La energía para este proceso puede provenir de la oxidación de los ácidos grasos, lo que permite al cuerpo generar energía de la glucosa producida mediante tal proceso, sin que esta provenga de la dieta.

El cuerpo es capaz de obtener un porcentaje de glucosa del glicerol (presente en aceites, grasas vegetales y animales). Cuando la intensidad es baja, la dieta cetogénica aparentemente no reduce el desempeño físico, ya que el cuerpo empieza a utilizar la grasa en vez del glucógeno como fuente primaria de combustible. El único tipo de entrenamiento que puede dar problemas es el de resistencia con gran componente anaeróbico.

La dieta cetogénica cambia el metabolismo de los aminoácidos y consigue un equilibrio proteico. Las pérdidas de proteína tienen lugar en cualquier dieta enfocada a la pérdida de peso, sea cetogénica o no.

Es común afirmar que una dieta cetogénica no es favorable para la ganancia muscular porque, al parecer, es altamente catabólica, y se suele citar en Johnston *et al.* (2006), que controlaron la ingesta de calorías y proteína y dedujeron que, en los individuos con sobrepeso, que pierden mucha grasa y poco músculo, no había diferencias entre una dieta cetogénica en comparación con una dieta más alta en carbohidratos. Sin embargo, en esta investigación los sujetos realmente solo estuvieron en la segunda semana del estudio en estado de cetosis, por lo que no se pueden extraer dichas conclusiones. Una investigación más completa, en la que se registró un mayor peso corporal perdido en total, encontró que el grado de cetosis se relacionaba positivamente con la pérdida de grasa y la retención de masa corporal magra. La tendencia fue clara para el pesaje bajo el agua, las medidas de circunferencia corporal, el grosor de pliegues cutáneos y el equilibrio de nitrógeno.

Además, hay varias razones por las que una dieta cetogénica podría ser particularmente efectiva en combinación con el entrenamiento de potencia: una ingesta alta de grasas favorecerá el entorno hormonal anabólico; la reducción de la inflamación crónica beneficiará la recuperación muscular; el entrenamiento de fuerza interactuará con el metabolismo alterado de los aminoácidos durante la cetosis, etc. En el entrenamiento de resistencia, también se muestran recomposiciones corporales en mayor medida si lo comparamos con otras dietas en igualdad de calorías. Los investigadores le atribuyen la recomposición corporal a la cantidad más elevada de grasa poliinsaturada de la dieta cetogénica, ya que los lípidos en sangre también mejoraron más favorablemente en el grupo keto y este grupo fue más resistente al daño muscular.

MEDIR LA CETOSIS

Existen varios métodos para medir el nivel de cetosis:

- Un análisis sanguíneo sería lo ideal, de hecho, existen aparatos que lo calculan con tan solo una gota de sangre proveniente del dedo.
- Hay aparatos que analizan el aliento y miden la acetona concentrada en este.
- También se emplean unas tiras urinarias denominadas Ketostix, que son el método más económico y fácil de utilizar, aunque no es tan fiable como los anteriores, puesto que la hidratación influye en gran medida en los valores y el equilibrio ácido-base.

Sin embargo, la mayoría de los métodos solo miden la concentración de acetoacetato, y a medida que te vas adaptando a la alimentación cetogénica, se produce más betahidroxibutirato y menos acetoacetato, razón por la cual una prueba de orina empezará a subestimar tu nivel de cetosis de forma gradual.

Aun así, son una excelente opción para evaluar el nivel de carbohidratos netos que ingerir en las primeras fases de la dieta.

IMPLEMENTACIÓN DE UNA DIETA CETOGÉNICA

Seguir esta dieta no será muy diferente a cualquier otro tipo de dieta. Así, el objetivo será seguir implementando niveles considerables de fibra para obtener sus beneficios, y cubrir los requerimientos proteicos, de ácidos grasos y de micronutrientes, razón por la que la dieta keto va más allá del huevo y el tocino.

El fin no es mantener una dieta baja en carbohidratos, sino encontrar la ingesta más alta de carbohidratos en la cual se alcance el nivel de cetosis deseado (midiéndolos mediante los métodos explicados anteriormente). Para lograrlo, se pueden reducir los carbohidratos netos de forma significativa en un inicio y luego incrementarlos gradualmente (diez gramos de media diaria a lo largo de la semana), siempre y cuando se mantengan los niveles deseados de cetonas para encontrar tu nivel individual e ideal de cetosis. No es necesario entrar en una cetosis profunda; de hecho, las personas que entrenan en el gimnasio no deberían tener problemas al ingerir alrededor de cincuenta gramos de carbohidratos netos en los días de entrenamiento y treinta gramos los días de descanso para no perder rendimiento deportivo. Cuando has determinado tu nivel ideal de cetosis, la determinación del resto de macronutrientes se realiza de la siguiente forma:

- Determina la ingesta calórica y proteica diaria.
- Resta la ingesta total de carbohidratos y proteínas de la ingesta diaria de calorías.
- Completa las calorías restantes con grasas.

CONCLUSIONES Y APLICACIONES PRÁCTICAS

La dieta keto se critica de forma injusta en el entorno del *fitness*, sin embargo, su principal desventaja podría ser la restricción alimentaria, pero con importantes beneficios a nivel de saciedad y supresión del apetito, por lo que la elección de esta dieta debe ser no solo desde el punto de vista práctico, sino también desde el psicológico. Esta es una de las razones por las que mucha gente ni siquiera estará dispuesta a probarla, y si la empieza, la deja si aparecen síntomas de la gripe cetogénica como se explicó anteriormente.

La dieta keto tiene beneficios para la salud innegables, y si se responde bien a ella, la disminución del apetito puede ser un gran aliado en las fases de pérdida de grasa. Además, mucha gente la utiliza principalmente para mejorar su funcionamiento cognitivo y su estabilidad emocional, lo que hace, sin duda, que valga la pena. Si no respondes bien a una dieta keto, aun después de la gripe cetogénica, por lo menos habrás aprendido una valiosa lección sobre tu cuerpo, pues para muchas personas una dieta keto también es una excelente manera para probar nuevos hábitos dietéticos.

Gracias a la dieta keto te verás más esbelto que con una dieta alta en carbohidratos, ya que se retiene menos agua y el físico adquiere un *look* más seco y rocoso. Además, previene la distensión abdominal, que ocurre al comer alimentos ricos en carbohidratos. Aunque los niveles bajos de glucógeno en reposo hacen que el músculo parezca más plano, porque está menos lleno, esto no significa que exista pérdida muscular, como muchas personas interpretan de forma errónea. Por otro lado, para los competidores en deportes de tallajes de peso, esta dieta puede ser una gran aliada debido al menor contenido en agua corporal y, en consecuencia, al menor peso corporal total.

CAPÍTULO 3

EL MITO DE LAS GRASAS

Las grasas nos ayudan a crear hormonas

«LAS DIRECTRICES OFICIALES DEL USDA (DEPARTAMENTO DE AGRICULTURA DE ESTADOS UNIDOS) Y SU PIRÁMIDE DE LOS ALIMENTOS ESTÁN NUTRICIONAL Y BIOQUÍMICAMENTE EQUIVOCADAS».

Alice Ottoboni,
bioquímica e investigadora
en salud pública

Mi abuela tenía noventa y tres años y no tomaba ninguna pastilla, era una mujer sana. ¿Cómo se alimentaba? Ingería de dos a tres comidas al día, espaciadas, y prácticamente no consumía azúcar ni productos procesados. Le ofrecías un dónut o una galleta y siempre lo rechazaba. Se mantenía a base de comida tradicional, la que había conocido y comido durante toda su vida; nunca fue al médico, sencillamente porque no le hacía falta.

Un día, mi madre le dijo:

—Vamos a hacernos unos exámenes; yo sé que estás bien, pero es para quedarnos tranquilas.

Mi abuela se opuso, pero mi madre insistió tanto que al

final la convenció. Así que fue al centro de salud y se hizo una analítica.

Cuando llegó el día de recoger los resultados, mi madre la acompañó. ¿Cómo había salido? Esto fue lo que le dijeron:

—Bueno, ha salido todo bien, pero la glucosa la tiene un poco elevada, está en noventa y cinco. Para prevenir, porque ya tiene una avanzada edad, le vamos a prescribir un medicamento para regular un poco la glucosa. Le daremos esta metformina y verá cómo va muy bien. Dentro de tres meses le hacemos otro chequeo y vemos cómo va todo.

Así que mi abuela pasó de estar sana a llegar a casa con un fármaco por prevención, cuando un medicamento nunca trabaja la prevención, sino que ataca la enfermedad.

Pasaron los tres meses y regresó al médico para hacerse una segunda analítica. En esta ocasión, al ver los resultados, le dijeron:

—La glucosa está más o menos igual, vamos a seguir tomando la metformina porque parece que le está yendo muy bien con ella, pero tiene una descompensación con el potasio; la tensión está bien, pero justita, así que vamos a prevenir porque, como usted es mayor de ochenta años, ya sabe la incidencia que hay. Le daremos un cuarto de dosis de un medicamento para controlar la presión sanguínea.

Tres meses después, mi abuela comenzó a padecer algo de lo que ella nunca había sufrido: reflujos. Fue al médico y este le dijo:

—Sí, los dos fármacos que toma le pueden estar dañando el tubo digestivo, así que le recetaremos un protector gástrico para que no pase absolutamente nada y los siga tomando, pues le está yendo muy bien con ellos.

Es decir, que, en seis meses, tomaba ya tres medicamentos distintos.

Pasados otros seis meses, mi abuela se hizo otra prueba. Entonces le vieron los triglicéridos y el colesterol algo elevados. Supongo que ya adivinarás: otro medicamento, pero nada más para prevenir. En un año había pasado de estar perfecta y no tomar nada a tomar cuatro fármacos.

¿Cómo se encuentra a día de hoy? Sufre una demencia claramente relacionada con todos los medicamentos que ingiere, que ya no son cuatro, ¡sino ocho!, cuando, antes de que el médico le empezara a mandar fármacos «por prevención», se encontraba perfectamente. Y aquí quiero reiterar que un fármaco está diseñado para trabajar la enfermedad, no la prevención.

En vista de la historia de mi abuela, ahora más que nunca quiero ayudar a las personas a alejarse de los medicamentos cuando aún tengan la oportunidad de hacerlo. Hoy en día, hay fármacos de uso tan extendido que prácticamente te los ofrecen como caramelos, como los que utilizan para tratar el colesterol elevado, cuando esto no es indicador de riesgo. No exagero al decir que habría que denunciar a los profesionales sanitarios que, simplemente por ver los niveles de colesterol, recetan fármacos.

Un médico no puede prescribirme un medicamento tras observar mi colesterol porque este no está indicando nada, tan solo muestra que hay más lipoproteínas transportándose por mis venas, pero no que haya un riesgo, pues no sabe el estado de la arteria ni si la sangre coagula de forma rápida o lenta.

Te lo explico con un ejemplo: el colesterol son camiones y coches, nosotros tenemos una autopista y nuestros vehículos transportan colesterol que va directo hacia las células. Se trata de una carga muy importante para la cual disponemos de muchos camiones y coches; pero si la carretera es nueva y hay seis carriles, ¿por qué no metemos más unidades para que la carga llegue antes? Parece una buena idea, así que vamos a aumentar la cantidad de ambos transportes. Pero, de repente, llega un iluminado y te dice: «Están yendo muchos coches y camiones, hay que frenar esto inmediatamente, debemos eliminarlos porque existe un riesgo de que se produzca un atasco». Pero ¿cómo va a suceder esto si todavía hay carriles que no se están utilizando?

Para saber si ese número de vehículos es peligroso, tienes que observar cómo se encuentra la autopista. ¿Está bien cuidada? ¿Hay carriles libres? Pues no pasa nada, que se transporte todo el colesterol sin problema; pero si la carretera solo tiene dos carriles, presenta baches y está en mal estado, entonces tener muchos coches y camiones circulando sí supone un riesgo. Y ahora te pregunto: ¿dónde crees que está el peligro, en la cantidad de camiones y coches o en la carretera?

Otro ejemplo que podemos utilizar es el de la biblioteca. Cuantos más libros tengamos, mejor. De pronto, nos llaman y nos dicen que se ha quemado el edificio: hay fuego en todas partes, caos; llegan los bomberos y dicen que la causa del incendio han sido los libros, como en la novela distópica *Fahrenheit 451*, de Ray Bradbury, en la que los bomberos destruían libros por considerarlos un peligro. Lo mismo sucede con el colesterol, pues nos dicen: «La causa del infarto ha sido el colesterol, hay que destruirlo». No, en una biblioteca tiene que haber libros, cuantos más, mejor; no se prende fuego porque haya muchos ejemplares. Hay que buscar la verdadera causa del incendio: quizá hubo un chispazo de electricidad, un fallo, alguien prendió algo con un mechero...

El problema no viene por el colesterol, sino por cómo se encuentra el contexto, y para saber eso hay que examinar la glucosa, la hemoglobina glicada, la homocisteína, la arteria, la inflamación, el metabolismo... Eso es lo que va a tener consecuencias, pero nos lo han vendido de otra forma, y adivina quiénes ganan gracias a ese enfoque: la industria farmacéutica y la de la alimentación. Te quitan la grasa y te meten el azúcar, va todo de la mano, de forma que es la persona común y corriente la que sale perdiendo, porque todo este circo que han armado repercute en su salud.

La pregunta es: ¿de dónde viene toda esta satanización de las grasas y la obsesión con los niveles del colesterol?

EL ESTUDIO DE LOS SIETE PAÍSES

¿Habéis escuchado hablar de Ancel Keys? Fue un fisiólogo estadounidense que sentó las bases de la nutrición en Occidente durante cuarenta años, y aún lo sigue haciendo. ¿Cómo hizo para influir sobre los hábitos alimentarios de millones de personas por tantos años? Pues con su famoso estudio de los siete países, que publicó en 1978 con ese mismo nombre.

Este tratado asociaba la ingesta de grasas con altos niveles de colesterol y, por lo tanto, con el riesgo de sufrir enfermedades cardiacas. Conclusión: las grasas nos estaban matando, e inmediatamente estas pasaron a ser las malas de la película. Había que acabar con ellas, soltarles algo parecido al famoso discurso de Íñigo Montoya en *La princesa prometida*: «Hola, me llamo Íñigo Montoya, tú mataste a mi padre, prepárate a morir», y batirnos a duelo con las grasas hasta eliminarlas de nuestra dieta cotidiana.

Lo curioso es que Keys y sus colaboradores obtuvieron datos de veintidós países, pero omitieron varios de ellos muy convenientemente.

A raíz de este estudio, llevamos desde 1978 quitando la grasa a toda la comida. Así, cuando alguien quiere cuidarse, ¿qué hace? Eliminar las grasas. Pero voy a decirte algo que a lo mejor te va a caer como una bomba: las grasas son esenciales para el ser humano.

Tras este estudio, se publicaron otros que lo reforzaban. Sin embargo, hay un detalle que se nos ha pasado por alto: dichas investigaciones estaban a cargo de científicos pagados por Coca-Cola, Nestlé o Kellogg's, y continuaron culpando a las grasas de todos los males.

Estos estudios dejaron un factor esencial fuera de la ecuación, un enemigo verdaderamente poderoso, oculto en las sombras.

EL AZÚCAR

¿Qué sucede cuando le quitamos la grasa a un alimento? Que este pierde sabor, se vuelve insípido, poco apetecible para el paladar humano. Esto es algo que los autores de todas estas investigaciones en las que se satanizaba a las grasas ya sabían, y, además, tenían la solución para equilibrar esta deficiencia de sabor: añadir azúcar.

Así que cuando el envase de un producto dice «0 por ciento grasa», quiere decir que viene con un extra de azúcar, y ahora sabemos, y estos genios también lo sabían, que el azúcar es una potente droga que genera adicción. Por lo tanto, la gente queda enganchada a estos alimentos «bajos en grasa», pero altos en azúcar. Nos han estado engañando descaradamente, nos han vendido como saludable algo que es veneno.

A partir de estos estudios, tan serios, se comenzó a incrementar el consumo de cereales, productos *light* e hidratos de carbono. ¿Cuál es el desayuno ideal para mantenerte saludable y vital? La publicidad te lo dice: cereales de todo tipo y para todos los gustos, cuanto más *light*, mejor. Pero si te pusieras a leer las etiquetas, te darías cuenta de que todos estos productos no son más que una gran estafa, no te están cuidando, te están matando, porque, además, las industrias de la alimentación y la farmacéutica trabajan de la mano. ¿Por qué les interesaría mantenerte sano? ¿Cómo ganarían dinero si no enfermamos?

Cuando consumimos esos alimentos con regularidad, se genera en nosotros una dependencia, pero también fluctuaciones hormonales: la glicemia se dispara hacia arriba y hacia abajo —lo que se denomina hipoglucemia reactiva, que hace que las personas tengan la necesidad de estar comiendo constantemente, lo cual le conviene a la industria—. Así, si voy a hacer deporte, tengo que comer, no porque sea una simple creencia o una manipulación educativa, sino porque es algo que pide nuestro organismo, ya que el ser humano se ha hecho dependiente pues así ha sido planificado.

Aportaré un ejemplo: durante los últimos treinta años, en Estados Unidos, la cantidad de calorías derivadas del consumo de grasa bajó del 40 al 30 por ciento, mientras que la obesidad se duplicó y los problemas cardiacos han continuado siendo la principal causa de muerte en ese país.

Varias décadas después de la publicación del estudio de Keys, algunos científicos destacaron el hecho de que las tasas de sobrepeso, obesidad y diabetes tipo 2 no solo no habían disminuido, sino que se habían incrementado, a pesar de la reducción en la ingesta de grasas y del reinado de los productos *light*. ¿Qué estaba mal entonces?

Por otro lado, científicos liderados por Mroj Alassaf en el Centro de Investigación del Cáncer Fred Hutchinson en Estados Unidos han descubierto un vínculo entre la obesidad y los trastornos neurodegenerativos como la enfermedad de Alzheimer.

Por medio de la mosca de la fruta común, la investigación muestra que una dieta alta en azúcar, un sello distintivo de la obesidad, causa resistencia a la insulina en el cerebro, lo que a su vez reduce la capacidad de eliminar los desechos neuronales, aumentando así el riesgo de neurodegeneración.

Aunque es sabido que la obesidad es un factor de riesgo para los trastornos neurodegenerativos como la enfermedad de Alzheimer y la de Parkinson, cómo una conduce a las otras exactamente sigue siendo un misterio. El equipo de Alassaf se centró en responder a esta pregunta aprovechando la similitud entre los humanos y las moscas de la fruta.

Después de haber demostrado anteriormente que una dieta alta en azúcar conduce a la resistencia a la insulina en los órganos periféricos de las moscas, los investigadores recurrieron ahora a sus cerebros. Específicamente, examinaron las células gliales, ya que la disfunción microglial conduce a la degeneración neuronal.

Los niveles de la proteína PI3k indican cuánto es capaz una célula de responder a la insulina. Así, estos científicos descubrieron que la dieta alta en azúcar conduce a una reducción de los niveles de PI3k en las células gliales, lo que indica resistencia a la insulina.

También observaron el equivalente de la microglía en las moscas, llamada *ensheathing glia*, cuya función principal es eliminar los desechos neuronales, como los axones degenerados. Hallaron que estas *glias* tenían niveles bajos de la proteína Draper, lo que indica un deterioro de la función.

Otras pruebas revelaron que la reducción artificial de los niveles de PI3k condujo tanto a la resistencia a la insulina como a niveles bajos de Draper en la *glia* envolvente.

Finalmente, se demostró que, después de dañar las neuronas olfativas, la *glia* envolvente no podía eliminar los axones degenerados en las moscas en la dieta alta en azúcar porque sus niveles de Draper no habían aumentado.

Gracias a este estudio, resulta evidente que las dietas altas en azúcar relacionadas con la obesidad pueden causar resistencia a la insulina en el cerebro, lo que se ha demostrado que reduce la capacidad del cerebro para eliminar los desechos neuronales.

Asimismo, estos hallazgos conectan la resistencia a la insulina inducida por la dieta con un mayor riesgo de enfermedades neurodegenerativas, descubrimiento que ofrece nuevos conocimientos para las terapias preventivas.

LA PARADOJA FRANCESA

Si te dijera que pensaras en una de las gastronomías más famosas y reconocidas del mundo, seguramente vendría a tu mente la francesa: *foie gras*, todo preparado en mantequilla y cubierto de salsas, grasa de pato, quesos madurados... Todo esto contiene grasa, por lo tanto, de acuerdo con la teoría de Ancel Keys, los franceses tendrían que estar muy mal, su colesterol debería encontrarse por los cielos y tendrían que encabezar la lista de países con enfermedades cardiacas, ya que se han alimentado de estos productos durante siglos.

Nada más lejos de la realidad.

El consumo de grasas en Francia es muy superior al de las demás naciones analizadas, pero, paradójicamente, sus niveles de colesterol se encontraban entre los más bajos. ¿Cómo se explica esto?

Por supuesto, Francia no fue incluida en el estudio, como tampoco lo fueron otros pueblos cuya ingesta de grasa saturada y buena salud cardiaca contradecían la hipótesis del estudio de los siete países de Keys, tales como los masáis, en África; los inuits, en el Ártico, o los tokelaus, de la Polinesia. Si buscamos en Wikipedia, ¿qué encontramos?

«Si Keys hubiera incluido a todos los países, su curva se habría desfigurado significativamente, pues la mortalidad por cardiopatía coronaria en Estados Unidos era tres veces superior a la de Noruega, a pesar de consumir grasas en valores muy similares. Instar a personas con valores de colesterol normal a que se adapten a alimentos pobres en colesterol, puede resultar incluso peligroso».

Y aquí regresamos al factor que nos han vendido como la gran amenaza.

EL COLESTEROL

A raíz de estos estudios, las grandes industrias alimentarias comenzaron a crear una imagen errónea sobre las grasas, pero yo defiendo que las grasas son algo esencial y necesario en el ser humano, pues todas las membranas de nuestras células están constituidas por grasa y nosotros somos células.

Las grasas nos ayudan a crear hormonas, así como a reparar y regenerar tejidos, células y mitocondrias. Por lo tanto, al eliminarlas, empezamos a enfermar.

Esta imagen nociva del colesterol ha estado tan bien trabajada que, apenas escuchamos nombrar la palabra, la asociamos a algo malo. A la industria farmacéutica, por supuesto, le conviene mucho esta percepción negativa que existe a nivel general sobre esta sustancia. Veamos cómo ha ido evolucionando este panorama: hace quince años, el máximo del colesterol era de 300; hace dos bajó a 220, y actualmente lo tenemos en 200. Si superas los 200, significa que estás enfermo, y ¿qué te dan? Pues estatinas.

¿Qué ha pasado? Que esta industria, para poder vender el fármaco más consumido en el mundo, y el más peligroso, ha ido bajando el nivel aceptado del colesterol en las personas. Pero, paradójicamente, ahora que tenemos esta barrera en los 200, la incidencia de muertes ha aumentado, lo cual demuestra que no por menos colesterol hay mejor salud o menor riesgo de enfermedad cardiovascular. Por el contrario, se ha hecho patente que, aun reduciéndolo, incluso tomando estatina, se han triplicado los problemas cardiovasculares.

Lo cierto es que sin colesterol el ser humano se muere, entre otras cosas porque necesita esta molécula para crear hormonas, como la testosterona en los hombres y la progesterona y los estrógenos en las mujeres. Las neuronas están constituidas de ácidos grasos, de colesterol, de modo que, si le das estatina a una persona e inhibes su producción de colesterol, ¿qué sucede? Que surgen enfermedades como la demencia o el alzhéimer. Por eso se está viendo mucha correlación entre las estatinas y estas enfermedades y muchos problemas cognitivos. Si no me crees, te invito a leer el artículo «Colesterol, el arma secreta del cerebro para proteger la memoria», publicado en *El País* en 2016, en el cual puede leerse claramente: «Un nuevo estudio de investigación básica acaba de descubrir otra posible causa de la pérdida de memoria y apunta a un aliado para poder recuperarla: el colesterol». Por esta razón, no nos conviene inhibirlo.

CRIMEN ORGANIZADO

Yo consumo una media de cinco a seis huevos al día. Puedo imaginarme tu expresión; seguramente se te han desorbitado los ojos y estás pensando: «Pero este tío está loco, se está matando, ¿cómo se le ocurre? Si por lo menos comiera tan solo la clara...». ¿Acerté?

Oímos hablar del consumo de huevo y nos alarmamos, la gente me pregunta: «Pero ¿por qué comes tantos huevos?». Sin embargo, no se angustia porque alguien coma diariamente galletas o magdalenas, eso lo ve bien. Pero ingerir harina refinada y azúcar es recibido por el organismo como una bomba de tiempo.

Tú puedes comerte dos magdalenas al día y no pasa nada, nadie se alarma por eso. En cambio, si consumes dos huevos diarios, vas a morir, tus arterias se van a taponar, etc. Es una auténtica locura.

El huevo es un tremendo alimento lleno de macro y micronutrientes. Pero vivimos pendientes por saber si nos sube o nos baja el colesterol, con miedo a que si tenerlo alto equivale a fumar, tal y como defiende un absurdo documental, y admitimos dogmas como que debemos comer huevo como máximo dos o tres veces a la semana, porque si llegamos a cuatro ya podemos ir preparando el testamento. ¡Todo falso! En exceso, nada es bueno, pero en equilibrio, el huevo es el mejor multivitamínico que existe. Contiene todas las vitaminas (a excepción de la C), y sus proteínas son de la más alta calidad y mayor valor biológico, mientras que es una fuente rica en ácidos grasos esenciales. También es una fuente de colina, que ayuda a la salud cerebral y celular y a incrementar la calidad de los neurotransmisores. Unos niveles adecuados de colina previenen enfermedades como el cáncer, así como afecciones cardiovasculares, cognitivas y fracturas óseas. No me digas, entonces, que el huevo es malo y que debemos vigilar y contar como policías cada uno que comemos. Para comparar, en el otro extremo de la balanza, tenemos los famosos huevos de chocolate que todos hemos consumido: estos son parte de la causa de las enfermedades que más afectan en el mundo y matan gente año tras año por encima de cualquier microorganismo... ¡y los comemos desde que somos bebés! Ah, y por si fuera poco, contienen TBHQ, que es un derivado del petróleo altamente cancerígeno. Fíjate: lo agregan para que no se pudra y dure en la estantería, años... Apto para un museo, pero no para la salud de tus hijos. ¡Así que no te toquen los huevos!

Si hay un alimento rey en el planeta, ese es el huevo, pues tiene todos los micro y macronutrientes que necesitamos, pero observa el poder que posee la industria (alimentaria y farmacéutica) para hacernos ver que lo mejor es lo peor, y viceversa.

> **Estamos tan condicionados por esta gran manipulación y por las industrias farmacéutica y de la alimentación que algo que constituye un medicamento natural, nos lo hacen ver como algo malo.**

Así que, como puedes ver, en cuanto a la alimentación se refiere, lo que nos han estado vendiendo como algo bueno es, en realidad, lo contrario. Tenemos mantequilla y margarina, ¿cuál es la más saludable? El 95 por ciento de la sociedad se irá hacia la margarina, cuando esta es veneno para nuestro organismo: cuanto más sólida es la margarina, más grasas trans contiene, y esto sí que aumenta el riesgo de enfermedades coronarias; en cambio, la mantequilla, que es un superalimento con ácidos grasos, diferentes cadenas de carbono, grasas saturadas y que es prácticamente medicina, te la han vendido como algo perjudicial por ser de origen animal.

De hecho, la mantequilla es uno de los pocos alimentos

con triglicéridos de cadena media, un tipo especial de grasa con múltiples beneficios. También aporta mayor cantidad de butirato (2-3 por ciento) que ningún otro alimento. Por algo el nombre «butirato» tiene la misma raíz que *butter* («mantequilla» en inglés). El butirato es el ácido graso preferido por las células del colon.

En cambio, el perfil nutricional de la margarina es pobre. Solo incluye las vitaminas sintéticas que se añadan en el proceso de fabricación. Además, durante el embarazo, las vitaminas sintéticas no tienen necesariamente el mismo efecto que las presentes de manera natural en los alimentos.

Sin embargo, la mantequilla, especialmente la elaborada a partir de leche de vacas alimentadas con pasto, aporta nutrientes muy interesantes:

- **Vitamina K2**: poco habitual en la dieta moderna, con un papel clave en el metabolismo del calcio. Aumentar la ingesta reduce el riesgo de enfermedad cardiovascular y fracturas óseas. Es buena también para tus dientes.
- **Ácido linoleico conjugado (ALC)**: ha demostrado propie-

dades anticáncer, así como reducir los niveles de grasa corporal.

Por regla general, si no eres capaz de preparar algo en tu propia cocina a partir de ingredientes básicos, probablemente no sea comida real, la verdadera clave para optimizar tu salud. Veamos cuáles son los ingredientes que necesitarías si quisieras elaborar margarina y mantequilla:

- Mantequilla: crema de leche.
- Margarina: aceites vegetales industriales, emulsionantes, estabilizadores, colorantes, conservantes, aromas, etc.

Ya con los ingredientes listos, pasemos a la preparación:

- Mantequilla: batir la crema de leche con una cuchara o espátula de madera, de arriba abajo, hasta montarla y luego continuar batiendo.
- Margarina: es demasiado complejo para describirlo,

pero es un largo proceso industrial que incluye blanqueo, desodorizado, hidrogenación, etc. Desconfía del que te venda margarina «casera».

Después de que la «ciencia» nos hiciera creer que la grasa natural es mala, la industria alimentaria se puso a trabajar para eliminar ese componente natural y sustituirlo por otros artificiales (en este caso, carbohidratos y aditivos), y encima lo promueven como un producto saludable.

Esto mismo ocurrió con la mantequilla: para evitar las grasas saturadas (naturales) que contiene, se empezó a usar grasas vegetales parcialmente hidrogenadas (trans) para producir margarina, que hoy sabemos que es más dañina para tu salud que la mantequilla tradicional.

Como resume la profesora de la Universidad de Columbia Joan Dye Gussow, «En el debate sobre mantequilla contra margarina, me fío más de las vacas que de los químicos».

Otro caso parecido es el de la leche. Porque no: no necesitas leche para unos huesos fuertes ni para crecer.

Desde niños nos han bombardeado en televisión con

anuncios que afirmaban que la leche es imprescindible para el crecimiento y para tener unos huesos fuertes. Seguro que tus padres, tus abuelos y tu pediatra también insistían en ello. De hecho, en muchos cartones de leche aparece incluso la palabra «crecimiento».

También nos dijeron que todo lácteo debería ser *light*, bajo en grasa, porque la grasa láctea es perjudicial, cuando realmente es lo mejor que tiene: la grasa es justo lo que aumenta la biodisponibilidad del calcio, la saciedad y el contenido en vitaminas liposolubles.

Pero la verdad es que la única leche estrictamente necesaria es la de nuestra madre. Los primeros meses y años de vida necesitamos la leche de nuestra madre, puesto que los bebés requieren de colesterol y grasa para su sistema inmunológico y el desarrollo del cerebro, molécula abundante en la leche materna. Además, es beneficioso para la madre, y dar el pecho al menos seis meses se asocia con un menor riesgo de padecer cáncer de mama. Pero, una vez nos crecen los dientes y la mandíbula, somos el único mamífero que sigue y sigue tomando leche de otro animal, y encima en grandes dosis y mezclado con cereales y colacao: ¡desastre!

Actualmente, en torno a dos tercios de la población mundial es intolerante a la lactosa (el azúcar de la leche), ya que es un alimento relativamente nuevo que durante la evolución de los seres humanos no ha sido muy consumido. Por otro lado, con la edad disminuye la producción de lactasa (la enzima que la digiere).

Si tienes mala tolerancia a la leche, tras su ingesta notarás hinchazón, distensión abdominal, gases, malas digestiones y sensación de inflamación. Para comprobarlo, deja de tomarla veinte días y guíate por tus sensaciones: si mejoras, quizá deberías eliminarla y buscar el calcio en otros alimentos.

Pero la leche oculta otros efectos que tal vez no conozcas. Para empezar, su relación con el acné es bastante sólida. Sabemos que la leche es muy anabólica y dispara los niveles de IGF-1 (factor de crecimiento insulínico tipo 1), lo cual acelera el crecimiento de las células de la piel y aumenta la producción de sebo y los niveles de andrógenos. A un adolescente con cierto grado de resistencia a la insulina la leche no le hará ningún bien a su piel, y si a ello le sumamos los problemas digestivos, podemos concluir que ¡no la necesita!

Lo importante para tener unos huesos fuertes es el aporte de calcio (que puedes encontrar en alimentos como brócoli, coliflor, almendra, cacao, berberechos, ajonjolí y lácteos de cabra u oveja), de vitamina D (que permite metabolizar el calcio) y de magnesio (que activa la vitamina D). Sin embargo, muchas personas tienen deficiencia de estos tres elementos. Para paliar esta situación, ¡exponte al sol regularmente y suplementa con magnesio! Pero lo que realmente fortalece tus huesos es el ejercicio, pues estos ganan en densidad y se previene la osteoporosis y fracturas óseas en mayor medida que lo hace la leche.

Sea como sea, debemos diferenciar los lácteos de vaca del resto, ya que estos poseen una proteína (betacaseína A1) cuya digestión libera casomorfina, que se asocia con riesgo de padecer enfermedades autoinmunes en personas con permeabilidad intestinal al llegar al torrente sanguíneo. Además, la betacaseína A1 está relacionada con la estimulación de las citoquinas inflamatorias, lo que genera inflamación intestinal sobre todo en personas con permeabilidad intestinal y microbiota desequilibrada.

No obstante, los lácteos de cabra u oveja o la leche materna contienen betacaseína A2, que no se asocia con la inflamación y no genera tales problemas.

Pero no todo iba a ser malo: los lácteos de vaca también tienen su parte buena.

Lo mejor de los lácteos es su grasa: la moda de la leche desnatada hizo más mal que bien, pues se separó la grasa y se modificó la matriz alimentaria original, creando un procesado que, paradójicamente, los estudios han relacionado con la obesidad. Además, la saciedad es menor y el impacto metabólico es distinto.

Por otro lado, los lácteos contienen una proteína de alto valor biológico y calcio que se asimila muy bien, y algunos de ellos también tienen butirato, ácido linoleico conjugado y probióticos, pero esto lo encontramos en mantequilla, ghee, yogur y kéfir de cabra u oveja, de modo que no dañan nuestro intestino ni hace que nos inflamemos. Aun así, hay vida más allá de la leche, por mucho que se empeñe la todopoderosa industria alimentaria.

Algo parecido ha sucedido con la sal, y aquí no ha influido la industria alimentaria, sino la farmacéutica. Si una persona se quita la sal, se enfermará, pues la necesitamos. La sal es tan importante para nosotros que nuestras lágrimas son saladas, así como el sudor; necesitamos ese mineral para nuestro equilibrio interno y si no lo producimos, se genera una desregulación en la presión sanguínea. A las personas que les aconsejan no tomar sal se les va a generar una desregulación en ratios de minerales, es decir, van a aportar en mayor cantidad otros minerales para compensar la ausencia de sal, y esto les ocasionará un problema de presión sanguínea; luego les harán tomar una pastilla, y con eso se calmarán, pero van a depender por el resto de su vida de un fármaco. Entonces ¿a quién le conviene que dejes de ingerir sal? ¿A ti o a la industria farmacéutica?

Para mí todo esto es un auténtico crimen organizado, llevado a cabo para favorecer intereses económicos que muy poco tienen que ver con nuestra salud.

¿CÓMO LLEGO YO A TODO ESTO?

Una vez que mi salud tocó fondo, comencé a cuestionarme muchas cosas respecto a la alimentación y empecé a investigar.

También me di cuenta de que la matriz de pensamiento creada por el sistema es muy fuerte y no te permite desviarte con facilidad, a menos que tengas la voluntad de hacerlo, como fue mi caso, pues no quería ser dependiente del consumo de fármacos por el resto de mi vida, tal y como los médicos me lo habían planteado.

Cuanto más investigaba, más preguntas me hacía. Por ejemplo: ¿de dónde viene la pirámide nutricional por la cual nos guiamos para establecer nuestros parámetros alimentarios? Entonces me encontré con lo siguiente:

> *Al comenzar a indagar, me di cuenta de que todos los conceptos asociados a la alimentación venían predispuestos por esta manipulación que obedece a intereses industriales y farmacéuticos.*

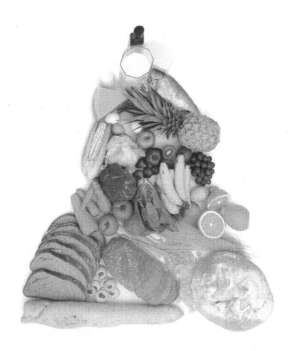

Fig. 2: La pirámide alimentaria.

Esta famosa pirámide que conocimos a través de los textos escolares y que continúa presente en el inconsciente colectivo, no vino de ningún organismo de salud; es más, ni siquiera se instauró tras la discusión de expertos nutricionistas después de llegar a un acuerdo. No, nació en 1980 y fue impulsada por el Departamento de Agricultura de Estados Unidos (USDA).

¿Qué hay en la base de esta pirámide que, durante muchos años, se ha convertido en el paradigma de cómo debemos alimentarnos? Hay cereales, alimentos hechos a base de trigo, como pan y pasta, y también tenemos el arroz.

De la noche a la mañana, quedó instituida esta pirámide como el modelo de alimentación a seguir por todos los ciudadanos del mundo. Se suponía que esta imagen representaba una dieta sana para el corazón.

Pero la realidad es que el pan no es sano: nos hace enfermar. Los problemas de salud asociados al alto consumo de trigo moderno son principalmente los siguientes:

- Enfermedades autoinmunes.
- Trastornos neurológicos.
- Sensibilidad al gluten y celiaquía.
- Reacciones alérgicas.
- Diabetes.
- Adicción.

Actualmente, el trigo es, junto al arroz, el alimento más consumido por la población de todo el planeta.

A continuación, explicaré resumidamente cómo este «alimento», más bien diría producto, nos hace enfermar y nos hace adictos a él.

¿Te has preguntado alguna vez por qué no puedes comer sin pan? ¿Por qué, cuando lo compras recién horneado, al llegar a casa te das cuenta de que ya te has comido media barra? ¿Por qué, cuando en un restaurante te lo ponen en la mesa, empiezas a comerlo antes de que llegue la comida? Esto sucede simplemente porque, al comer pan, la hidrólisis del gluten libera exorfinas que estimulan los receptores de morfina en el cerebro generando placer y bienestar, lo que mantiene al cerebro adicto. Por eso te pide pan nada más olerlo o escucharlo crujir, y es un alimento aparentemente neutro, pero altamente adictivo.

El pan es azúcar complejo. El pan blanco es simplemente harina ultrarrefinada nula en nutrientes, compuesta por glucosa unida (almidón, azúcar complejo). Tiene un índice glucémico de 85-100, es decir, el azúcar sube a una velocidad abrumadora. Para comprobarlo, solo tienes que coger un glucómetro y medirte el azúcar tras comerlo: un horror para los diabéticos. Dichas elevaciones provocan oleadas continuas de azúcar en sangre, lo que aumenta el riesgo de diabetes y la resistencia a la insulina.

Por otro lado, si eres humano y vives en el planeta Tierra..., ieres incapaz de digerir la gliadina! A diferencia del resto de proteínas, la gliadina del trigo y otros cereales no puede ser digerida por una persona; de hecho, el 30 por ciento de la población tiene anticuerpos a la gliadina en sangre.

Además, parece tener una relación estrecha con la permeabilidad intestinal al activar receptores que producen la liberación de zonulina, dando lugar a la creación de microagujeros que separan las uniones de la pared intestinal.

Y ¡cuidado!, que el trigo aumenta la permeabilidad en todas las personas, sean o no celiacas, y esta permeabilidad del intestino (los microagujeros) permite la entrada de proteínas, toxinas, parásitos... al torrente sanguíneo. Ante tal situación cabe la posibilidad de que se desarrolle una enfermedad autoinmune (ELA, diabetes tipo 1, tiroiditis de Hashimoto, artritis...), donde el sistema inmune se revoluciona y ataca a nuestros órganos, confundiéndolos con un agente patógeno.

Además, la aglutinina del trigo (WGA) causa alergias alimentarias. La WGA es una lectina que tiene la capacidad de adherirse a otras proteínas, acarreando problemas como mala asimilación y digestión de proteínas; puede incluso causar reacciones alérgicas como ocurre con la proteína del huevo al adherirse a esta. Asimismo, nuestro sistema inmune se defiende contra la WGA para eliminarla del organismo lo más rápido posible, pudiendo dar lugar a una enfermedad autoinmune.

Dicho corto y claro: no estamos preparados para comer cereales.

Si la industria cárnica hubiese diseñado esta pirámide alimentaria, la base hubiera estado compuesta de carne; si hubiera sido la industria de la pescadería, sería pescado. Pero la pirámide que nos fue implantada fue realizada por el sector de la agricultura, pues existía un auge, una sobreproducción de cereales como el trigo, que es el cereal más utilizado y modificado genéticamente en el mundo y está constituido por gluten y proteínas que hoy en día sabemos que son tóxicas para el organismo; es más, nuestro tubo digestivo no puede absorberlas. Quien entienda de fisiología del tubo digestivo se dará cuenta de que este es incapaz de absorber estas proteínas derivadas del trigo.

Este modelo alimentario nos genera un gran problema, ya que altera nuestro sistema inmunológico, que libera anticuerpos para protegernos. Todo esto provoca una tremenda confusión en nuestro organismo y es ahí cuando empiezan los problemas de autoinmunidad. Uno muy común es el hipotiroidismo, que básicamente ya se considera como algo normal, pero no lo es: es una respuesta inmunológica del tubo digestivo que ocasiona que tu glándula tiroidea pierda funcionalidad. Y esto es solo un ejemplo de los inconvenientes asociados a la dieta planteada por esta pirámide.

¿Cómo llegué a saber todo esto? Pues tirando de hilos, descosiendo el gran entramado creado por estos intereses de los que te hablo, yendo hacia otras vertientes, escuchando a científicos que no están sesgados, que no sufren conflictos de intereses, como Alice Ottoboni, bioquímica e investigadora en salud pública. Ella fue una de las primeras personas en revelar la verdad sobre esta pirámide:

Las directrices oficiales del USDA [Departamento de Agricultura de Estados Unidos] y su pirámide de los alimentos están nutricional y bioquímicamente equivocadas. Han cambiado los hábitos alimentarios de decenas de millares de norteamericanos en un experimento humano masivo que resultó equivocado. Hoy en día no cabe duda de que hay una muy clara relación temporal entre la dieta «sana para el corazón» y la actual y creciente epidemia de la enfermedad cardiovascular, obesidad y diabetes tipo 2.

La conclusión a la que he llegado me dice que, respetando el diseño humano, entendiendo la biología y la fisiología de nuestro cuerpo, encontramos la verdad. Por eso me he empeñado con tanto ahínco en comprender profundamente cómo funciona nuestra biología.

Quizá tú y yo podemos estar en diferentes perspectivas, puede ser que a ti te vaya muy bien desde la tuya, pero al final el bienestar de nuestro organismo se basa en conocer las respuestas a las siguientes preguntas: ¿cómo funciona nuestro tubo digestivo?; ¿qué son las hormonas?; ¿qué es el colesterol?; ¿cómo actúa en nosotros? Esto es algo incuestionable, y querer dar con la verdad hizo que encontrara toda la información que comparto aquí contigo.

> *Si me hubiese conformado con tomar pastillas de por vida, seguiría defendiendo ese mismo sistema; no hubiera descubierto cómo funciona mi cuerpo, qué respuestas puede dar ni qué tipos de señalizaciones libera.*

Yo deseaba ir a la base, saber cómo había sido nuestra evolución y en qué momento el consumo de grasas se había convertido en algo malo. Ese fue el punto de inflexión.

En este camino de cambio de paradigmas, el ayuno fue fundamental, pues no solo me ayudó a conocerme mejor, sino que resultó clave para tener más claridad mental a la hora de investigar qué era realmente lo correcto, para formarme y absorber todo ese conocimiento. Esto está muy ligado al impacto que tiene el ayuno sobre nosotros no únicamente a nivel inmunológico o de reciclaje, sino a nivel cognitivo, ya que mejora en gran medida nuestro rendimiento cognitivo. El hecho de no sentirnos inflamados y tener energía repercute en una mayor biodisponibilidad para pensar y enfocarnos, porque se necesita de mucha energía para luchar en contra de todo lo que hemos aprendido, en contra de todas las creencias que tenemos inoculadas, en contra de todos los artículos sobre la materia escritos muchas veces por autores que trabajan para compañías relacionadas con la industria de los cereales.

A menudo ocurre que un estudio afirma una cosa y otro la contraria; entonces hay que comprobar si existe conflicto de intereses, ir más allá e indagar quién subvenciona esas investigaciones. Te sorprenderías. Si no tienes esta perspectiva, serás incapaz de verlo y te quedarás con lo que mejor suena, pero gracias a que toqué fondo aprendí a cuestionarme todo, hasta lo que estoy escribiendo en estos momentos.

LO QUE ME FUNCIONÓ A MÍ HA AYUDADO A OTROS

Una vez que investigué, me di cuenta de que no solo se trataba de entender toda esta nueva información con la cual me iba topando, sino que había llegado el momento de experimentarla. Fue así como cambié mi paradigma de alimentación y comencé a incorporar el ayuno como una práctica esencial en mi vida.

El resultado fue que mi salud mejoró notablemente, es más, creo que nunca supe lo que era sentirme verdaderamente saludable hasta el momento en el cual decidí recorrer estos nuevos caminos.

En vista de mi propia experiencia, me dije: «Lo que ha funcionado en mí puede ayudar a otros», y al comprobar que a ellos también les funcionaba, que su salud mejoraba, que sus estilos de vida daban un cambio positivo, pude confirmar que iba, y voy, por buen camino. Si me hubiese quedado con la teoría, no habría podido ayudarme a mí mismo y mucho menos a otras personas.

Cuando veo cómo mejoran las analíticas y los hipotiroidismos; cómo disminuye el riesgo cardiovascular; cómo bajan los triglicéridos; cómo la glucosa se estabiliza, el páncreas libera las cantidades necesarias de insulina, las arterias cobran mayor elasticidad, el hígado filtra mucho mejor, el riñón no sufre.

Cómo las personas desarrollan una agudeza mental impresionante, están felices, tienen descanso de calidad, se reparan nocturnamente, desarrollan la capacidad de poder saciarse, no tienen la dependencia de estar comiendo cada dos horas o comprar un *snack* en una máquina expendedora porque se sienten cansados; cuando veo cómo lo que aplico les devuelve a estas personas el diseño humano y cómo se quedan en paz, yo también me siento en paz.

He aprendido que depender de la comida no solo es un condicionante emocional aprendido, sino que se ha convertido en un factor interno debido a que los enfoques alimentarios creados por las industrias han terminado por alterar nuestro sistema hormonal, lo cual nos condiciona también a nivel emocional al robarnos la paz y al hacernos sentir intranquilos y sin energía. Y si a todo esto le sumamos la ingesta desmedida de medicamentos, tenemos el cóctel perfecto para vivir enfermos.

Os recomiendo un libro que a mí me ayudó muchísimo cuando comencé a indagar sobre la repercusión de los fármacos en nuestra salud: *Medicamentos que matan y crimen organizado.*

Cómo las grandes farmacéuticas han corrompido el sistema de salud, de Peter C. Gotzsche. Para mí fue toda una revelación y me ayudó a darme cuenta de cómo estamos dirigidos por la «farmafia».

¿Sabías que la tercera causa de muerte en Estados Unidos es consecuencia de los fármacos? Por encima de accidentes de tráfico, de ictus...

Esto nadie nos lo dice porque, de lo contrario, dejaríamos de tomar medicamentos.

Cambiemos nuestros paradigmas respecto a la alimentación, y así optimizaremos nuestra salud física y toda nuestra vida será mejor. Si conseguimos salir de esta trampa, comenzaremos a tomar las decisiones más adecuadas para regenerar nuestro diseño humano.

En el capítulo siguiente profundizaré sobre el ayuno, el secreto mejor guardado por las industrias, pues constituye una verdadera herramienta de liberación y sanación.

CAPÍTULO 4

EL AYUNO

El ayuno es salud, es algo inherente a nuestra biología, es equilibrio, es homeóstasis

«ANTES DE ACUDIR AL MÉDICO, AYUNA UN DÍA».

Hipócrates

Inicio este capítulo con una gran verdad: hoy soy quien soy gracias al ayuno. La gente me pregunta constantemente cómo el ayuno ha mejorado mi vida. A continuación, te nombro cuatro aspectos que están interrelacionados, en los cuales el ayuno me ha ayudado a mejorar considerablemente:

- SALUD
- PERSONALIDAD
- CONOCIMIENTO
- DESARROLLO PROFESIONAL

Ya te he contado que el ayuno fue mi alternativa a vivir empastillado de por vida. En mi caso, fue el último recurso ante el cual me dije: «Que pase lo que tenga que pasar». Sin embargo, una vez que lo probé, comencé a flipar. Hasta entonces yo daba ponencias en las que afirmaba, totalmente convencido, que era vital comer de cinco a seis veces al día porque si no el metabolismo se ralentiza y pierdes masa muscular. Así de programado me encontraba, pero gracias al ayuno logré no solo desprogramarme, sino reprogramarme. Fue como quitarle los virus a mi ordenador personal (mi cuerpo) y colocarle un nuevo *software* mucho más potente.

Hoy en día muchas personas relacionan el ayuno con mi nombre, esto me genera una gran satisfacción. La gente me dice: «Comencé a practicar el ayuno gracias a tus publicaciones y me ha ido muy bien, me siento mejor que nunca». Esto me llena de alegría, pero lo cierto es que el ayuno ni es de mi propiedad ni tampoco invención mía. No lo descubrí ni mucho menos lo patenté, simplemente lo di a conocer movido por el deseo de compartir algo que a mí me había hecho tanto bien.

Me puedo definir como un catalizador para enseñar a otras personas cómo se han descodificado, y cómo los hábitos y las creencias que hemos ido adquiriendo durante muchísimos años nos han hecho enfermar.

El ayuno ha estado ahí desde siempre, es algo natural del cuerpo humano, muchas culturas lo han practicado durante milenios, incluso asociándolo a prácticas espirituales. Existe una cita atribuida a Buda en la cual este les dice a los monjes que le acompañan: «Yo no como en la noche. Y ya que evito comer en la noche, me mantengo en buena salud, ligero, enérgico y vivo con comodidad».

Actualmente el ayuno ha dejado de ser una práctica asociada a creencias religiosas, y muchas personas lo han implementado en su vida por motivos de salud.

LO MENOS IMPORTANTE DEL AYUNO

«Quiero perder peso». «Necesito perder grasa». «Si ayuno, dejaré de estar obeso».

Si hay algo de poca importancia en el ayuno son estas premisas; en casos normales, perder peso es una consecuencia de tener salud. Y aquí pueden entrar muchas personas a discutir que hay mejores herramientas para quemar grasa, pero es que no estamos debatiendo la equivalencia entre ayuno y pérdida de peso, porque quien llega al ayuno para reducir masa muscular tiene punto y final; es una persona que está en la A que no se da cuenta de que el ayuno se encuentra en la Z.

Si tú te hallas en la A y empiezas a ayunar para perder peso, te digo desde ya que ni vas a lograrlo ni harás bien esta abstinencia, y, además, posiblemente el enfoque que estás empleando afecte a tu salud. Pero la culpa no es del ayuno, sino principalmente del objetivo que te has planteado, porque para cumplirlo estás cometiendo locuras, estás pasando de cero a cien, mandando a tu cuerpo al extremo, pretendiendo abarcar mucho en poco tiempo sin saber cómo se hace. Eso nada tiene que ver con un estilo de vida saludable.

Cuando las personas llegan al ayuno para perder peso,

igual que ocurre con todos los protocolos específicos para reducir grasa o peso, están abocados a un final, y es un final en el que acabarán recuperando los kilos que bajaron porque estos protocolos tienen todo lo que para mí está contraindicado:

- Son restrictivos.
- Son puntuales.
- Son obsesivos.
- Son extremistas.

No forman parte de un proceso continuo, son efímeros, del mismo modo que los resultados que ofrecen.

LO MÁS IMPORTANTE DEL AYUNO

Si lo menos importante que tiene el ayuno es la pérdida de peso, lo más importante es que te ayuda a conectarte con tu yo interior. Y aclaro que no pretendo que este sea un libro de autoayuda ni tampoco invitarte a formar parte de algún tipo de secta.

Tras leer lo de la conexión con el yo interior, probablemente estés pensando: «A Endika se le está yendo la peonza». Pero es que, en realidad, para mí esta es la definición del ayuno:

> *Conectarte con tu yo interior, con ese ordenador que todos tenemos a bordo y que ha sido apagado, descodificado.*

De todos los conocimientos posibles, el más sabio y útil es conocerse a uno mismo, a tal punto que la frase «Conócete a ti mismo» estaba inscrita en el templo de Apolo, en Delfos. Es decir, no se trata de algo que yo esté inventando, pero lo que sí te puedo asegurar, porque lo he vivido, es que el ayuno me ha ayudado a conocerme a mí mismo.

Cuanta más conexión tengamos con nosotros mismos, con nuestro yo interior, mucho más fácil será nuestra vida. Es como tener un rumbo de GPS que entra en piloto automático y nos dice cuándo tenemos que comer, en qué cantidad, cuándo debemos descansar o entrenar; vamos a verlo todo con mucha más claridad, porque gracias al ayuno conectamos con esa máquina perfecta que es nuestro cuerpo. Del mismo modo que el coche tiene un ordenador a bordo que nos dice: «Échame gasolina, ponme el líquido del limpiaparabrisas y revisa el aceite para la revisión», el cuerpo también nos habla una vez que empezamos a practicar el ayuno.

Lo que nos ha desviado del camino es esta cultura, tan arraigada hoy en día, de comer constantemente; esto es lo que nos ha descodificado. Yo creo que el ayuno, además de constituir en sí mismo una práctica de autoconocimiento, nos ayuda a hacernos conscientes de una nueva realidad en relación con la comida:

> **No necesitamos levantarnos
> y comer para tener energía.
> El ayuno nos ayuda
> a tener una mejor
> salud metabólica.
> Nos lleva a eliminar creencias
> y desmontar mitos respecto
> a la alimentación.
> Y nos conecta con nuestra
> verdadera naturaleza,
> ayudándonos a escuchar
> las señales que nos envía
> nuestro cuerpo.**

Saber escuchar las señales de nuestro cuerpo es fundamental para establecer una relación sana con él. ¿Puede existir una relación saludable si no lo hacemos? En la naturaleza, el ser humano es la única especie que se ha desconectado de su cuerpo, por eso siempre digo que nos hemos descodificado. ¿O acaso ves en la naturaleza a algún animal contando calorías o pegándose atracones? No lo hacen porque sus sensores internos funcionan a las mil maravillas, liberan la señalización correcta, que les dice: «Hasta aquí, no necesitas más». No sienten el ansia de seguir comiendo, comen una vez y cuando se ven saciados se marchan. Lo más extraordinario es que desconocen cuándo será su próxima comida y no se angustian por ello, lo contrario es una conducta netamente humana. Esa conexión, ese saber escuchar y esa confianza es lo que hemos perdido, pero gracias al ayuno podemos recuperarlo.

El ayuno es salud, es algo inherente a nuestra biología, es equilibrio, es homeostasis, forma parte del ser humano.

Como especie, son más los años que llevamos ayunando que no haciéndolo. Por eso no podemos concebirlo como una simple herramienta para perder peso, porque no lo es, es como un chip que viene integrado en nuestra biología y debería ser un estilo de vida. Es información vital que traemos instalada en nuestro *software*, la pieza del puzle que nos ha venido faltando para poder recuperar la salud.

¿QUÉ OCURRE EN NUESTRO CUERPO CUANDO AYUNAMOS?

Son muchos los procesos que tienen lugar en nuestro organismo, pero voy a darte lo que para mí es el top 5 de sus beneficios.

1. AUTOFAGIA

Si te dijera que es maravilloso comerse a sí mismo, probablemente me dirías que estoy loco, pero no lo estoy.

«Autofagia» significa, literalmente, devorarse a uno mismo. Suena terrible, ¿cierto? Pero, en realidad, es el mecanismo del diseño humano que nos ayuda a no enfermar.

Saber que cuando ayunamos nos comemos a nosotros

mismos, podría llevarte a pensar: «Entonces, yo no quiero ayunar, porque no deseo devorarme a mí mismo ni perder masa muscular». Tranquilo, no te comerás los músculos, sino los residuos tóxicos y orgánicos a través de toxinas, proteínas y metales que interfieren en la célula atrofiándola, y cuando una célula pierde funcionalidad, por causa de la toxicidad, entonces es cuando enfermamos.

En cuanto a las consecuencias que pudiéramos padecer, a raíz de la toxicidad en las células, encontramos:

- Cáncer.
- Falta de energía.
- Fatiga crónica.

El ayuno no se come el músculo, ingiere la suciedad, es como sacar la basura a la calle, pero no solo la sacamos, sino que también la reciclamos.

¿Cómo tiene lugar este proceso de reciclaje? Cuando ayunamos, algunas de las proteínas que están dañando la célula, al recibir un descanso, se ponen de acuerdo y dicen: «Vamos a construir otra proteína y esta nos va a ayudar a regenerar y reparar la célula». Es un mecanismo salvavidas.

Por eso, Hipócrates solía decir: «Antes de acudir al médico, ayuna un día». Él era un defensor acérrimo del ayuno, Sócrates también lo practicaba, Platón sostenía que los ayunos regulares mejoraban la capacidad física y mental, y solía realizarlos durante diez días; Plutarco consideraba que abstenerse de alimento durante un día era preferible a cualquier medicamento para curar la mala salud; Paracelso consideraba el ayuno el mejor remedio. Por eso digo que esta práctica ha estado con nosotros desde el principio; en la medicina ayurvédica, por ejemplo, se ha utilizado siempre. En ocasiones, el alimento alimenta a la enfermedad.

El hecho de que haya un descanso, una reparación, una regeneración, un reciclaje, es vital. Eso es la autofagia. La gente tiene miedo porque la relaciona con destrucción, pero en realidad es reciclaje.

Imagínate que estamos en una montaña y, de repente, se produce una avalancha sobre nuestra casa, nos quedamos sin agua y sin calefacción, y corremos un alto riesgo de morir congelados. Pero hay una chimenea; el detalle está en que no podemos salir porque la vivienda ha quedado sepultada bajo la nieve. ¿Qué hacemos? Entramos en autofagia. ¿Qué significa esto? Que empezamos a buscar cosas viejas, que ya no utilizamos o están rotas, para echarlas en la chimenea y encender el fuego; pueden ser periódicos, muebles usados, cualquier cosa deteriorada que sirva para mantener la lumbre viva, seguramente no echarás el Picasso. La autofagia es este reciclaje, esta limpieza a fondo que te ayuda a salir de lo inservible.

Existen diferentes tipos de autofagia en función del ayuno:

AYUNO DE 12 HORAS
Es como hacer una limpieza de la casa, pero no a fondo. Es esa tarea en la que barres, quitas el polvo más visible, trapeas un poco, y la casa, de entrada, no parece sucia.

AYUNO DE 16 HORAS
Aquí comenzamos a limpiar nuestro hogar con más detalle, barremos debajo de algunos muebles, abrimos algunas gavetas, quitamos las telarañas a esos rincones en los que desde hacía tiempo no mirábamos.

AYUNO DE 24 HORAS

Aquí levantamos los sofás, las alfombras, vaciamos los escaparates, reorganizamos. Mientras más largo es el ayuno, más profunda es la limpieza. Obviamente no harás este periodo de abstinencia todos los días, porque tampoco aseas la casa a fondo diariamente, eso no tendría sentido. Si te pones a limpiarla en detalle cada día, no solo terminarás agotado, sino que acabarás quitando el brillo a los suelos y dañando lo que estaba en buen estado.

2. MICROBIOTA

El ayuno actúa directamente sobre el segundo organismo más importante que tenemos: la microbiota.

¿Nunca habías escuchado hablar de ella? No me extraña, porque la microbiota es la gran desconocida. Permíteme presentártela: es una chica muy maja, pero no suele exhibirse.

¿Qué tienes que saber sobre ella?

Posee cinco viviendas y no todas te parecerán atractivas: *a*) Un *loft* en nuestra piel, que funciona como una barrera defensiva y reguladora del sistema inmune cutáneo, *b*) Un adosado de tres niveles, llamado ORL: el primer nivel se llama Oto, y queda en nuestras orejas; el segundo es Rino, y se ubica en nuestra nariz; y el tercero tiene por nombre Laringo, y está conformado por nuestra boca y garganta, *c*) Un pequeño piso en nuestra vejiga; en las mujeres se extiende hasta la zona vaginal, *d*) Una casa de campo en nuestro tracto respiratorio, pulmones y bronquios, *e*) Una gran mansión, que es su residencia principal: nuestro intestino grueso.

- Es aficionada a la jardinería: su flora es sobre todo bacteriana, y cuanto más variada sea, mejor será el jardín.
- Es nuestro sistema inmunológico por excelencia; solo por eso tendríamos que valorarla y brindarle los mejores cuidados.
- Engaña con el tamaño: si la extendiéramos abarcaría

seiscientos metros cuadrados. ¡Es como una pista de tenis!

- Va acompañada por caballeros armados, ya que en ella se albergan todos los microorganismos, bacterias, virus y patógenos que defienden nuestro castillo. Ellos son los guerreros que constituyen nuestro sistema inmunológico.

Pero desde ya te advierto que no la hallarás guapa, sin embargo, esto no es su culpa. La hemos dañado con nuestro hábito de estar constantemente picando, alimentándonos con productos procesados, inflamatorios y destructivos. Le hemos quitado a esta superheroína sus superpoderes, es como si a Superman le acercáramos la kryptonita. Nuestros malos hábitos alimentarios son los que han debilitado a nuestra microbiota, por eso se han multiplicado nuestros problemas digestivos, porque ella está demasiado débil para defendernos.

¿Cómo ayudamos a la microbiota a recuperar sus poderes para que pueda desempeñar su misión, que es la de mantenernos sanos?

Cuando ayunamos tomamos un descanso digestivo, lo cual contribuye a reparar las células madre para que puedan regenerarse, reproducirse y mejorar así nuestro sistema inmunológico. Al sanar la microbiota, sanamos todos los problemas inmunológicos, como la soriasis y el hipotiroidismo, y protegemos nuestro sistema hormonal, emocional, etc.

La microbiota está conectada con nuestra cabeza: si está sana, nos confiere claridad mental, rendimiento cognitivo, alegría, felicidad; pero si nuestro vientre está inflamado, no nos sentiremos alegres y estaremos pensando en cómo nos encontramos, si estamos hinchados, apáticos, pesados... El ayuno ayuda a reparar todo esto.

3. MEJORA EL ESTADO METABÓLICO, HORMONAL Y ENDOCRINO

El ayuno incide directamente en el descenso de los niveles de glucosa e insulina. Hoy en día, el exceso de ambas es lo que está matando a la población mundial. Existe una gran pandemia que no sale en los telediarios: la diabetes.

El problema es que constantemente tenemos elevadas la glucosa y la insulina, y como cada vez comemos más, acumulamos más. Somos acumuladores, es como si padeciéramos el síndrome de Diógenes en nuestro organismo, ya que acumulamos basura, toxinas, cosas que no necesitamos. Esta acumulación es lo que nos enferma.

La glucosa y la insulina no son malas *per se*, lo malo es mantenerlas mucho tiempo elevadas, no un día ni dos, sino durante años; es allí cuando comienzan los problemas. Cuando ambas están elevadas, entran en un estado de almacenaje porque son hormonas que se utilizan para guardar energía; cuando comemos se elevan, esa es una respuesta fisiológica normal, pero seguimos comiendo y estas suben más debido a lo que estamos ingiriendo, y allí se mantienen sin volver a bajar. Esto ya no es normal, esto es toxicidad, es enfermedad, es destrucción del metabolismo.

Aquí es donde entra el ayuno a hacer su magia. Al ayunar, los niveles de glucosa e insulina comienzan a regularse, pero no solo eso, sino que aumentan los niveles de una tríada hormonal que muchas personas podrían amar, por ser la encargada de movilizar y quemar la grasa:

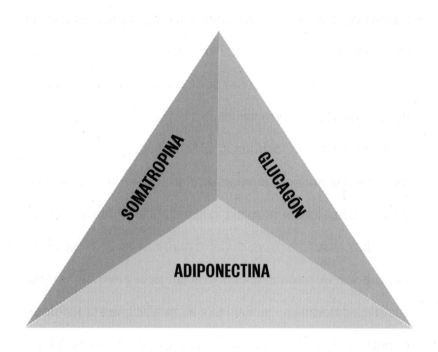

- **Somatropina:** es la hormona del crecimiento. Regula el metabolismo y disminuye los depósitos de grasa.
- **Glucagón:** es la hormona producida por el páncreas, que ayuda a controlar los niveles de glucosa.

- **Adiponectina:** es la hormona sintetizada por el tejido adiposo que participa en el metabolismo de la glucosa y los ácidos grasos.

Por lo tanto, con el ayuno pasamos de un estado de almacenaje a otro de utilización de energía. Cuando estamos en estado de almacenaje, engordamos, pero si pasamos a uno de mejora del metabolismo, nuestro cuerpo será mucho más eficiente y utilizará lo que hemos acumulado. Por eso una de las consecuencias del ayuno es la pérdida de grasa, pero lo más importante es haber mejorado el estado metabólico. Además, el ayuno repara y regenera diferentes tejidos, ya que aumentan los niveles de hormonas de crecimiento; incluso la piel mejora por la vía de la microbiota, ya que esta tiene un impacto sobre la piel externa.

4. SOMOS MÁS FELICES

Cuando, a través del ayuno, le proporcionamos al intestino y al tubo digestivo un merecido descanso, los ayudamos a reprogramarse y a repararse. De esta manera, el intestino comienza a liberar algo muy importante, adivina de qué se trata. De neuronas. Seguramente hasta ahora creías que solo el cerebro se ocupaba de liberarlas.

Nuestro intestino está gobernado por el sistema nervioso entérico, que está conectado con el sistema nervioso autónomo. Por lo tanto, en nuestro intestino también hay neuronas, y en una cantidad bastante significativa. Imagina cualquier cifra y seguro que te quedarás corto. En nuestro intestino hay aproximadamente ¡doscientos millones de neuronas!

Te digo más: el 95 por ciento de la serotonina se produce en el intestino. Es muy probable que conozcas a la serotonina como la hormona de la felicidad. De modo que si nuestro intestino está estresado, ya podemos despedirnos de la felicidad. Nuestro tubo digestivo también libera otros neurotransmisores asociados al ímpetu, la actitud, la neuroplasticidad, la concentración y el rendimiento cognitivo. ¡Y llevamos años creyendo que todo esto está únicamente asociado a la cabeza!

Por lo tanto, el ayuno, al liberar al intestino y al tubo digestivo de estrés, termina incidiendo en un aumento de nuestra lucidez, concentración, rapidez mental y niveles de felicidad.

5. SINCRONIZACIÓN DE NUESTRA CRONOBIOLOGÍA

En la mitología griega, Cronos era la personificación del tiempo. Y aunque en la actualidad solemos medir el tiempo a través de relojes externos, ¿sabías que estamos dotados de relojes internos conocidos como relojes biológicos? Es como si trajésemos incorporada en nuestras células la esencia de ese dios griego.

¿Cuál es la función de estos relojes? Básicamente nos conectan con los ciclos medioambientales, enviándonos señales para la actividad y el descanso, ayudándonos a marcar nuestros ritmos biológicos.

Hoy en día, debido al estilo de vida que llevamos, estamos acostumbrados a guiarnos por los relojes externos y nos hemos desconectado por completo de las señales que nos envían los internos, de ahí que lo hagamos todo al revés: cuando deberíamos estar activos nos sentimos cansados, y cuando tendríamos que estar descansando nos encontramos activos. Obviamente, esta alteración causa desequilibrio y, en consecuencia, deviene en enfermedad.

Gracias al ayuno logramos reconectarnos con nuestros relojes biológicos. De este modo activamos mejor el sistema nervioso al levantarnos y, por lo tanto, tendremos energía el resto de la jornada; cuando hay oscuridad, en su lugar activamos el sistema nervioso parasimpático, destinado al descanso, la reparación y la regeneración.

Jeffrey C. Hall, Michael Rosbash y Michael W. Young obtuvieron el Premio Nobel de Medicina en 2017 por sus descubrimientos de los mecanismos moleculares que controlan el ritmo circadiano. Su trabajo validó un conocimiento que ya manejaban muchas culturas desde la Antigüedad: que los seres vivos portamos en nuestras células un reloj interno, sincronizado con la rotación que da nuestro planeta cada veinticuatro horas. Muchos fenómenos biológicos, como el sueño, ocurren rítmicamente alrededor de la misma hora del día gracias a este reloj interior. Estos tres científicos señalaron que el ayuno ayuda a sincronizar nuestros relojes internos y, por ende, nuestros ritmos circadianos.

Sus investigaciones complementan las del Nobel de Medicina del año anterior, el biólogo celular japonés Yoshinori Ohsumi, quien descubrió los mecanismos de la autofagia, el sistema de reciclaje del organismo, demostrando que las células emplean dichos mecanismos para obtener energía de manera rápida en caso de inanición o situaciones de estrés.

Nos encontramos entonces con que, en los últimos años, son cuatro los premios Nobel que han hablado sobre los beneficios del ayuno. Esto no es ninguna tontería, nos dice que se trata de un tema importante, lo suficiente como para ser estudiado por científicos de este nivel.

EL AYUNO ES ALGO NATURAL

Lo vemos en los niños cuando aún no han sido manipulados y descodificados. Muchos pequeños, cuando se levantan, no tienen hambre, y si no tienen hambre, es porque su organismo no siente la necesidad de ingerir alimentos a esa hora. ¿Y qué hacemos los adultos, que ya hemos sido programados? Les obligamos a desayunar.

Ese es el problema: estamos forzando a las personas a comer prácticamente desde que nacen, enseñándoles a desoír su propio cuerpo. Esta actitud es la que genera la descodificación y posterior dependencia con la cual terminamos siendo esclavos de la comida. De ahí el título de este libro.

Cuando un niño se despierta inmediatamente se activa: está jugando, no piensa en la hora de la comida, ya que su metabolismo se encuentra bien y tiene energía suficiente para correr y saltar, no precisa comer a cada momento; eso lo aprende después.

Está documentado un caso de una persona, el escocés Angus Barbieri, que ayunó durante trescientos ochenta y dos días. Durante este tiempo, todos sus biomarcadores mejoraron; no ingirió ningún tipo de alimento, y lo que hizo fue utilizar la energía que ya tenía (la persona sufría de obesidad).

Cuando éramos cazadores-recolectores, los seres humanos no comíamos durante días durante el tiempo que tratábamos de conseguir alguna presa; el ayuno era algo aceptado como parte de la vida.

Hoy en día la mayoría de la gente piensa que debe comer a cada rato para tener energía o que necesita alguna vitamina. Sin embargo, no cree que esté enferma metabólicamente, ya que su metabolismo debería nutrirse de la energía acumulada, que es bastante por todo lo que consume, es decir, debería tener mucha energía biodisponible. Entonces ¿por qué vivimos cansados? Es aquí donde vemos que no se trata de cantidad, sino de calidad.

Cuando comes una barrita energética, primero tienes que absorberla digestivamente; luego, del intestino pasa a la sangre; de la sangre va al hígado; del hígado al músculo... es todo un proceso. Lo que ocurre es que, cuando una persona consume una barrita energética, experimenta un efecto placebo, siente que ya tiene energía para entrenar. Pero las cosas no han sucedido como cree: se ha dado un chute de energía porque le ha subido la glucosa, pero al rato le baja de golpe, de modo que vuelve a tener ganas de comer. ¿No es algo totalmente disparatado?

ES QUE TENGO HAMBRE

Por eso la industria se lo ha montado tan bien: gracias al azúcar añadido a los alimentos procesados, nuestra glucosa sube y baja como en una montaña rusa. La gente dice: «Es que tengo hambre». Claro, tienes hambre, precisamente por tu estilo de alimentación. Esta hambre constante es ocasionada por la misma dependencia que has desarrollado con la comida, la cual ha delineado en tu organismo una conducta hormonal muy poco saludable. La solución pasa por adoptar el ayuno para equilibrar.

Cuando equilibras, ¿sabes lo que encuentras? Una paz

que te ayuda a darte cuenta de la realidad para empezar a cambiar tus prioridades. Es posible que llegues al ayuno para perder grasa, pero lo más importante es que una vez que ayunes ya no tendrás reflujos, estreñimiento, inflamación ni desórdenes digestivos; no estarás lleno de gases y dormirás bien; se irán las migrañas; funcionarás bien a nivel sexual; estarás lleno de energía (querrás jugar con tus hijos, ir a correr...), y mejorarás físicamente.

Será ahí cuando digas:

> *Igual no es tan importante cómo me veo, sino cómo me siento.*

Cuando fui campeón del Mister Olympia me veía muy bien por fuera, pero me sentía muy mal por dentro. Entonces comprendí que no solo hay que verse bien por fuera, lo más importante es sentirse bien. En cuanto comencé a experimentar los beneficios del ayuno, me dije:

> *Tengo que contarle esto a la gente,*
> *decirles que han vivido engañados,*
> *que si yo, que he sido profesional,*
> *he competido y he llevado mi cuerpo*
> *al extremo, he enfermado,*
> *ellos no deben hacer lo mismo;*
> *que es posible estar en forma sin enfermar,*
> *que salgan de esa mentira.*

Yo comencé con un ayuno de dieciséis horas. ¡Nunca había pasado tanto tiempo sin comer! A cada rato me miraba los brazos para comprobar si había perdido masa muscular, pero lo que sucedió fue que, en muy poco tiempo empecé a ir al baño; algo tan normal como eso hacía tiempo lo había perdido, y en cuanto comencé a ayunar, lo recuperé.

Mucha gente no sabe que, cuando deja de comer, el tubo digestivo trabaja para repararse y regenerarse, y puede activar procesos como el complejo motor migratorio (CMM). Es como si fuera un camión de la basura que pasa cada cuatro o cinco horas después de una comida, pero, como yo no duraba cuatro horas sin comer, mi camión nunca pasaba y siempre había residuos. Era como comer siempre en el mismo plato sin lavarlo. Por eso muchas personas padecen inflamaciones y sobrecrecimiento bacteriano: al no darle descanso al tubo digestivo, el camión de la basura deja de pasar.

Por otro lado, dejé de estar inflamado, tenía mucha más lucidez, comencé a ser feliz, iba a entrenar con energía, y me decía: «Pero ¡si no he comido nada!». Imagínate una tripa inflada, recién comido, ¿crees que vas a tener bioenergía disponible? La respuesta es no, ya que tu energía estará ocupada en el proceso de digestión.

Para mí fue como un despertar; yo estaba aletargado, pero ni siquiera me daba cuenta de ello. Porque lo más importante que me ha dado el ayuno es la consciencia.

Con el ayuno recuperamos eso que nos ha arrebatado la vida: la consciencia de quiénes somos, de nuestra verdad hormonal, celular, biológica. En cuanto conectamos con esto, tomamos el control, comenzamos a diferenciar cuándo tenemos verdaderamente hambre o cuándo se trata de hambre emocional o programada porque hay que comer a tal hora.

Y es que, ¿por qué comer a una hora si no tienes hambre? Esa falta de consciencia nos está matando; la consciencia es un bien que nos han arrebatado.

El ayuno nos ayuda a ser realmente conscientes, a tener plena seguridad en lo que hacemos y saber que estamos en nuestra verdad. El ayuno, en definitiva, nos ayuda a salir de la mayor prisión que ha creado el ser humano del siglo XXI: LA COMIDA.

CASAS MÁS CALIENTES, CUERPOS MÁS GORDOS

Existen, además, otras vías y otros hábitos complementarios al ayuno con los que reforzar nuestra salud a muchos niveles.

La explicación oficial de la epidemia de obesidad es que comemos más y nos movemos menos. En gran medida es cierto, pero hay otros muchos factores.

Defendernos de los elementos siempre ha supuesto un gran gasto energético, hasta la llegada de un moderno invento: la calefacción. Su uso ha traído muchos beneficios, por supuesto, pero nos ha alejado de un viejo amigo: el frío.

La temperatura interior de nuestras casas se ha elevado varios grados en pocas décadas, estrechando nuestra zona de confort térmico y atrofiando nuestra capacidad de lidiar con el entorno natural.

La temperatura promedio de las casas se ha elevado, y el rango térmico al que nos exponemos con frecuencia se ha estrechado.

La monotonía térmica nos hace, entre otras cosas, gastar menos calorías, y multitud de estudios concluyen que esta comodidad es una causa adicional de la epidemia de obesidad.

Vivimos en un «entorno termal obesogénico», y nuestra salud puede obtener beneficios si baja de vez en cuando la temperatura corporal.

Para empezar, el frío eleva la adiponectina, una proteína liberada por los adipocitos que estimula la quema de grasa. Niveles bajos de esta proteína se asocian con resistencia a la insulina y la obesidad. Su aumento se relaciona con una mayor longevidad.

Además, la exposición al frío eleva de manera importante el metabolismo, facilitando la quema de grasa.

Parte del aumento del gasto energético viene del tejido adiposo marrón o grasa parda. Al contrario que nuestra odiada grasa blanca, la parda es rica en mitocondrias, y su especialidad es convertir calorías en calor.

En la cómoda sociedad moderna, este tejido permanece casi siempre inactivo, ya que para despertar su potencial debemos darle un motivo. Y el principal motivo es el frío.

Al nacer somos incapaces de tiritar; por eso, los bebés tienen gran cantidad de grasa marrón como protección. Perdemos parte de esta grasa cuando crecemos, pero si nunca nos exponemos al frío, la pérdida será mucho mayor, lo que aumentará el riesgo de obesidad.

En un estudio se observaron diferencias importantes en las cantidades de tejido adiposo marrón en adultos. Al exponerlos durante dos horas a una temperatura fresca, pero tolerable, de 19 °C, los que tenían más grasa parda quemaron doscientas cincuenta calorías adicionales durante el mismo periodo.

Además de elevar el metabolismo, la exposición al frío mejora la sensibilidad a la insulina, y los baños fríos mejoran también el perfil lipídico y el perfil cardiometabólico.

Evidentemente el frío nunca compensará una mala dieta o una vida sedentaria, pero es un factor adicional que nos ayudará. Por ejemplo, el estudio observó más pérdida de grasa en las personas que se expusieron a agua fría.

También, vemos una relación inversa entre activación de grasa parda y aumento de grasa blanca, pero la dirección de la relación no está clara. ¿Se acumula grasa blanca al no activar la grasa parda o se destruye grasa parda al engordar? Ambas afirmaciones pueden ser ciertas, pero, sea como fuere, activar tu grasa parda te ayudará.

Otros estudios recientes indican que esta mejora metabólica podría convertir la exposición al frío en un aliado de las terapias contra el cáncer.

Y no solo eso, sino que acumula otros beneficios relevantes incluso para un cuerpo totalmente sano.

MEJORA EL ESTADO DE ÁNIMO

Exponer al frío eleva los niveles de noradrenalina, dopamina y betaendorfinas, lo que mejora la vigilia y la atención. Esto convierte a las duchas frías en un tratamiento efectivo contra síntomas de depresión.

Al igual que el calor, el frío libera proteínas de choque térmico. Una de las más estudiadas es la RBM3, que en animales tiene un papel neuroprotector. No está claro si el efecto es tan directo en humanos, pero suele utilizarse en intervenciones relacionadas con el traumatismo cerebral.

En animales, una mayor expresión de estas proteínas alarga la vida, y tenemos mucha evidencia observacional en humanos en el caso de las saunas.

REDUCE LA INFLAMACIÓN

La inflamación sistémica de bajo grado contribuye al surgimiento de casi todas las enfermedades crónicas modernas, y su reducción se asocia a una mayor longevidad. La exposición puntual al frío ayuda a reducir esta inflamación. De hecho, parte de las mejoras en la depresión pueden venir también de una menor inflamación cerebral.

REGULA EL SISTEMA INMUNITARIO

Nuestro sistema inmune también parece beneficiarse del desafío del frío, por ejemplo:

- Tres inmersiones en agua fresca a la semana, durante seis semanas (una hora a 14 °C), eleva el número de células del sistema inmunitario, al igual que la exposición a frío ambiental: 4-5 °C durante una o dos horas.
- Las personas que nadan con frecuencia en agua fría tienen más leucocitos y monocitos.

ESTRATEGIAS PARA APROVECHAR EL FRÍO

No vayas desabrigado en invierno, pero tampoco te protejas en exceso. Espera quizá un poco más antes de ponerte la chaqueta cuando empieza a refrescar. En casa, intenta pasar al menos un par de horas a una temperatura por debajo de 19 °C. Es tolerable para la mayoría, pero supone un estímulo interesante.

No pases frío constante, pero tampoco te sobreprotejas. El mensaje principal es que no buscamos una exposición crónica al frío, sino estímulos puntuales. Por eso soy partidario de la ducha fría, al ser un estímulo puntual fácil de regular.

Puedes empezar terminando tu ducha normal con treinta segundos de agua templada. Con el tiempo, puedes ir alargando la duración y bajando la temperatura. Algo razonable sería terminar con dos minutos de agua fría, o duchándote directamente con agua «fría» durante el verano.

Y, por supuesto, nada supera bañarse en la naturaleza. Siempre que tengas la oportunidad de meterte en un lago helado, aprovéchala.

ALÉJATE DE ESA LUZ

1. Como mosquitos alrededor de una bombilla, parece que cada vez más estamos enganchados a nuestras pantallas. Su luz, sin embargo, puede ser perjudicial para nuestra salud a corto y largo plazo. La ciencia ha demostrado ampliamente el efecto perjudicial de la famosa luz azul por la noche. Está claro que poco podemos hacer, más allá de moderar su uso, porque nuestros móviles se han convertido en parte indispensable de nuestra vida tanto personal como profesional. Así que una de las principales medidas que puedes tomar es simplemente cambiar la luz de la pantalla de nuestros teléfonos al rojo. Para hacerlo, solo tienes que seguir estos pasos: Ve al menú «Configuración».
2. Ingresa en la opción «Accesibilidad».
3. Ahora ve a «Pantalla y tamaño de texto».
4. Busca la opción «Filtros de color».
5. Activa los filtros de color.

6. Pulsa «Color Tint» al final de lista.
7. Mueve los controles deslizantes de las opciones.
8. «Intensidad» y «Tono», complemento hacia la derecha.
9. Vuelve atrás hasta el menú «Accesibilidad» y busca abajo del todo la opción «Función rápida».
10. Elige «Filtros de colores».

Una vez seguidos estos pasos, cuando hagas tres clics rápidos en el botón lateral (el que usas para bloquear el teléfono), tu teléfono pasará de luz blanca (que en realidad es luz azul) a luz roja (la que deberías tener siempre que uses el teléfono a partir de las siete de la tarde).

Este pequeño gran paso marcará una diferencia esencial que tu sueño, tus hormonas y tus ritmos circadianos van a agradecer más de lo que imaginas.

CAPÍTULO 5

EL ÉXITO RESIDE EN TU MICROBIOTA

El impacto de la salud digestiva en nuestra toma de decisiones no es grande, es enorme

«TENDRÁS QUE SOMETERTE AL RÉGIMEN DISCIPLINARIO Y ALIMENTARIO Y ABSTENERTE DE GOLOSINAS, HACER EJERCICIOS EN LAS HORAS SEÑALADAS, HAGA FRÍO O CALOR».

Epicteto, *Manual de vida*

Mario llegó a mi consulta con un diagnóstico de colon irritable. No sé si os suena esta dolencia, pero está catalogada como un síndrome cuyos síntomas más comunes suelen ser inflamación, irritación, distensión abdominal, hinchazón, gases, diarrea o estreñimiento, cólicos... De hecho, durante mi adolescencia, yo tuve un episodio de colon irritable, por lo que padecí en carne propia los síntomas que he comentado.

Lamentablemente es algo muy común, sobre todo en nuestro mundo occidental. Por ejemplo, en Estados Unidos hay tres millones y medio de personas diagnosticadas de colon irritable. Flipante, ¿cierto?

Pues bien, Mario me explicó su caso y, lógicamente, debido a sus síntomas, se le hacía muy difícil, por no decir imposible, llevar una vida tranquila, básicamente porque dependía de los médicos —a veces incluso tenía que ir a urgencias—. Cuando iba a un restaurante, lo primero que hacía era ubicar el baño, por si acaso; si estaba en una reunión de trabajo, lo pasaba mal, pues estaba más pendiente de su tubo digestivo que del propio encuentro.

Su vida personal afectaba a estas dolencias, pues estas se intensificaban cuando tenía algún problema en su entorno social o en sus relaciones. Con su pareja discutía a menudo, y, además, se sentía solo y lloraba horas en casa sin saber por qué.

Mario tenía un buen empleo, trabajaba en la Administración pública, de la que recibía un buen sueldo y contaba con excelentes beneficios. Sin embargo, el jefe lo trataba mal y lo explotaba laboralmente, pero él callaba por miedo a las repercusiones que pudiera tener si se quejaba. Y aunque ese trabajo no le apasionaba, porque ciertamente no le hacía muy feliz, creía que no podía cambiarlo porque tenía un cargo que se había ganado y le importaba mucho lo que pensaran sus amigos y familiares si llegaba a hacerlo. Con este panorama, pasaba muchas horas al día con tensión en la barriga.

Os podéis imaginar cómo es este tipo de sensación. Comencé a tratar a Mario o, mejor dicho, a su barriga. Ahí era donde debíamos enfocarnos.

Él cambió su alimentación, mejoró la funcionalidad de su estómago y empezó a equilibrar los microorganismos de su intestino. A la tercera visita, unos seis meses después de la primera, me contó que sus síntomas digestivos habían desaparecido por completo, pero lo más curioso fue que, con suma tranquilidad, me dijo:

—Endika, he dejado a mi pareja, sí, como lo oyes, y encima me siento muy bien, muy tranquilo, me siento muy pero que muy bien. Además, he hablado con mi jefe y le he puesto límites para que deje de explotarme laboralmente y, también, Endika, estoy pensando en un proyecto de interiorismo, porque a mí me gusta el interiorismo.

Al escuchar esto, me di cuenta de que Mario había mejorado tanto que le dije:

—Te doy el alta.

Aproximadamente seis meses más tarde, recibí un correo suyo en el cual me contaba que había dejado el trabajo en la Administración pública, y se sentía muy feliz porque ya llevaba algunos meses en su proyecto personal de interiorismo y la barriga no le había perjudicado en absoluto. Él estaba feliz y esto no era casualidad, era más bien causalidad intestinal.

Después de haber tratado a tantos pacientes durante muchos años en mi consulta, puedo decir que este cambio de vida no es para nada casual, más bien es la consecuencia de una gran causalidad, porque:

> *El impacto de la salud digestiva en nuestra toma de decisiones no es grande, es enorme.*

TENEMOS DOS CEREBROS

Si te preguntara en qué parte del cuerpo crees que reside el éxito, sé lo que me responderías: «En el cerebro». Y yo te diría: «Estás en lo cierto, pero ¿en cuál de ellos?».

No sé si habrás escuchado que tenemos dos cerebros: uno está en la cabeza, como todos sabemos, pero lo que no todos saben es que el otro se encuentra en la barriga, más concretamente en las tripas.

Si ahora te preguntara cuál de los dos crees que juega el papel principal, probablemente te volverías a equivocar.

Hagamos un breve viaje en el tiempo y regresemos a cuando estábamos dentro del vientre de nuestra madre, sumergidos en esa paz absoluta; apenas teníamos el tamaño de un pequeño garbanzo, éramos un punto de vida latiendo en medio de la oscuridad, pum-pum... pum-pum... pum-pum... Ni siquiera se había comenzado a perfilar nuestra apariencia humana. Pues en ese preciso instante se empezó a formar nuestro primer sistema nervioso.

Estamos hablando del sistema nervioso entérico, la gran

red de células nerviosas asociadas a todo nuestro sistema digestivo, que constituye parte esencial de lo que somos. Se trata de la estructura celular responsable de controlar nuestras funciones gastrointestinales, nos avisa cuando tenemos hambre y cuando estamos saciados y, lo más importante, nos protege, ya que evita la entrada de sustancias invasoras en el cuerpo, las cuales podrían resultar dañinas. En otras palabras, lo primero que se forma en nuestro organismo es esta fortaleza defensora para mantenernos a salvo de cualquier peligro externo. Este es nuestro primer cerebro.

Si te preguntara dónde sientes las emociones, seguro que tu programación mental te llevaría a pensar en el corazón. Pero si de verdad te detienes a escuchar a tu cuerpo por un segundo, te darás cuenta de que las emociones las sentimos primero en la barriga, incluso el amor. ¿O de dónde crees que viene la frase «mariposas en el estómago»?

Si estás nervioso, si tienes miedo, si te alteras, te enfadas o te emocionas, todo lo sientes primero en la panza. La primera cita con esa persona que tanto te gusta, la entrevista de trabajo que podría cambiar tu vida, el examen del que dependen tantas cosas, esa experiencia nueva, como mudarte a un lugar desconocido, empezar en un nuevo sitio, la llamada que recibes con una mala noticia... todo esto lo sientes primero en las tripas.

¿Qué nos dice todo esto? Nos está señalando el lugar dentro de nuestro cuerpo donde reside nuestra conexión primaria y ancestral con la vida. Se trata de algo biológico, y de esto precisamente nos hemos desconectado, porque hemos recibido todo un entrenamiento de vida para desoír nuestra biología. Por eso insisto tanto en que nos hemos descodificado y debemos recodificarnos para volver a lo que somos.

Quizá te preguntes: «En este sistema nervioso entérico, ¿hay neuronas?». Pues vaya que las hay, ¡y en qué cantidad! Nada más y nada menos que la friolera de seiscientos millones, las cuales están en constante comunicación con las del cerebro. Pero si nuestro tubo digestivo está inflamado, ¿cómo crees que será esta comunicación? Evidentemente pierde calidad, se entorpece, y es este bloqueo entre ambos sistemas nerviosos lo que nos impide fluir en nuestra vida cotidiana. Por eso Mario estaba estancado y no podía tomar decisiones que le beneficiaran. Una vez que su tubo digestivo recobró la salud, fue capaz de tomar las mejores decisiones para su vida, porque la comunicación entre las neuronas de ambos cerebros recuperó su fluidez, lo que le aportó claridad mental. Esto es lo que llamamos lucidez, y aquí es donde tomamos consciencia de que incluso la lucidez proviene de la salud de nuestro tubo digestivo.

MICROBIOTA: DE CHICA OLVIDADA A *CELEBRITY*

¿Recordáis a la chica que os presenté en el capítulo anterior?

¿Esa joven poco agraciada, propietaria de varios inmuebles, amante de la jardinería, acompañada siempre por caballeros armados?

Se trata de una muchacha a quien le hemos pagado con gran ingratitud relegándola al olvido, a un rincón oscuro sin importancia, ignorando que es una superheroína con grandes poderes que podrían estar a nuestro servicio.

Sin embargo, desde hace un tiempo se ha comenzado a

hablar mucho de ella, digamos que se ha vuelto una chica muy popular, de la que todos quieren saber y cuanto más la conocen, más se sorprenden.

Lo que pasa con la microbiota es que siempre está llena de bichitos y esto a muchos les parece un poco cutre. ¿Qué bichitos son esos? Pues los habituales: hongos, virus, bacterias, etc. Tampoco ayuda el hecho de que al preguntarle cuál es su residencia favorita, responda siempre que el intestino, por lo cual nadie quiere visitarla. Pero allí vive ella con sus millones de microorganismos en perfecta armonía. Es una chica bastante inteligente, ya visteis la cantidad de neuronas que posee; es más, si la riqueza se midiera en neuronas y no en dinero, ella encabezaría la lista de multimillonarios.

Lo cierto es que sin ella no seríamos nada, ya que la microbiota nos aporta:

- Inmunidad.
- Vitalidad.
- Concentración.

- Equilibrio emocional.
- Salud sexual.
- Claridad mental.
- Memoria.
- Destrezas sociales.
- Capacidades cognitivas.
- Tolerancia al estrés.

Y son sus bichitos, esa extensa fauna que siempre la acompaña, los que piden comida. ¿Recuerdas cuando se te antojó ese chocolate, ese cruasán o ese plato de pasta? Eran sus animalitos enviando señales a tu cerebro para que comieras lo que ellos requerían.

> *Tenemos que cambiar el eslogan «Somos lo que comemos» por el de «Somos lo que nuestros bichitos quieren que comamos».*

¿DÓNDE RESIDE NUESTRO SISTEMA INMUNITARIO?

Creo que, a estas alturas del libro, ya podéis responderme a coro: «En nuestra barriga». Sin embargo, este continúa siendo uno de los secretos mejor guardados.

No sé si recordáis el cuento de Hansel y Gretel, pero tiene mucho que ver con el tema de la comida y las decisiones que tomamos.

Como la familia de estos hermanitos es muy pobre, su padre decide dejarlos en lo profundo del bosque porque la comida no alcanza para todos. Es decir, se trata de una decisión basada en la falta de comida, de forma que, sin estas dos bocas que alimentar, él y la madrastra de los chicos podrán tener más comida para llevarse a la boca. Es una decisión ligada al instinto de supervivencia y, por norma, este va asociado al tema de la comida.

Una vez abandonados en el bosque, los niños, extraviados y hambrientos, llegan hasta una casa que, aparentemente, es una especie de paraíso, ya que está hecha de galletas, bizcochos, chocolates, caramelos... vamos, el reino del azúcar y las harinas refinadas. Entonces, movidos por el hambre, comienzan a darse un atracón con todas estas chuches, pero, adivina qué: dentro de la cabaña vivía una horrible bruja. Y esto es literal: dentro del azúcar, la harina y los alimentos refinados, vive una horrible bruja que quiere devorarnos.

Pues lo que sucedió en el cuento fue que la encantadora y dulce casita del bosque no era más que la trampa de la bruja que comía niños. ¿Cuántas veces has caído en este engaño?

Esta malvada mujer atrapó a los niños; primero decidió que engordaría lo suficientemente a Hansel por un tiempo para luego devorarlo, así que lo encerró, y todos los días le llevaba a la celda deliciosos banquetes. Sin embargo, él tomó la decisión de ayunar: así como lo leéis, no probó bocado, únicamente agua, por lo que su organismo comenzó a alimentarse de las reservas bioenergéticas y su intelecto se fue agudizando. Y fue de este modo como se le ocurrió una brillante idea.

Esta hechicera era medio ciega, por lo que cada día, para medir los progresos de Hansel en cuanto a su aumento de peso, le hacía sacar un dedo por la reja de la celda y lo tocaba. Pero el niño, que estaba espabilado, lo que hacía era sacar un hueso de pollo, de manera que la bruja creía que no había engordado nada. Así, ambos hermanos fueron ganando tiempo mientras ideaban cómo escapar. ¿Recordáis que os dije que el ayuno era un mecanismo salvavidas?

Al final, la bruja, cansada de esperar, decidió iniciar los preparativos para cocinar al niño. Pretendía hornearlo, así que metió una gran cantidad de leña en el horno y encendió el fuego; mientras lo hacía, Gretel ayudó a su hermano a escapar de la celda y entre los dos empujaron a la horrenda mujer dentro del horno y luego huyeron. Pero no se fueron con las manos vacías, se llevaron con ellos una gran cantidad de piedras preciosas que la hechicera guardaba en la cabaña.

¿Moraleja? Quien ayuna no solo espabila, sino que se lleva consigo un gran tesoro y, además, se fortalece. Si Hansel se hubiese pegado los atracones que la bruja le ofrecía, su organismo habría estado demasiado ralentizado, invirtiendo toda la energía en la digestión, y su juicio se habría nublado, por lo que muy probablemente hubiese acabado en el estómago de la malvada señora. ¡Es que hasta los cuentos infantiles nos lo dicen! El ayuno te salva la vida.

Por todo esto, la salud digestiva es muy importante para desarrollar el talento y afinar la toma de decisiones, y por ello, a día de hoy, tenemos que plantearnos que cuidar nuestra barriga, y a los bichitos que habitan en ella, no es una mera opción o una moda para vernos bien y encajar en determinados cánones estéticos. Esto va mucho más allá, es una necesidad primaria para poder transformarnos en nuestra mejor versión, tal como le sucedió a Mario y te pasará a ti si te atreves a salir de la prisión de la comida, es decir, del calabozo donde te tiene encerrado la bruja.

Cuidar de nuestra microbiota nos conduce al éxito. Por ahí dicen «en cuerpo sano, mente sana»; yo añadiría: «en microbiota sana, éxito garantizado».

FIEBRE-FOBIA

A propósito del sistema inmunológico, también es importante entender cuál es su función y todo su potencial. Porque a menudo se malinterpreta y, en consecuencia, se utilizan sus avisos justo al contrario de como deberíamos. Buen ejemplo de ello es la fiebre-fobia o el miedo extendidísimo a tener fiebre.

En 1980, el destacado pediatra Barton D. Schmitt publicó un novedoso estudio titulado «Fiebre-fobia: conceptos erróneos de los padres sobre la fiebre». Entre las conclusiones, destacó que «la gran preocupación de los padres con respecto a la fiebre no está justificada», y recomendó que «la educación sanitaria debería formar parte de la atención pediátrica de rutina». Más de tres décadas después, la fiebre-fobia no ha desaparecido. Los pediatras continúan lidiando diariamente con todas las falsas creencias, mitos y sombras que rodean a esas décimas de más. Los sanitarios tampoco se libran de sufrir estos temores injustificados, y lo peor es que lo transmiten a sus propios pacientes. Nada que no pueda resolverse con un poco de información apropiada, paciencia, empatía y respeto.

Entre septiembre y octubre de 2015, y recogiendo el guante del profesor Schmitt, el Hospital General de Villalba coordinó una encuesta para determinar la vigencia de esas falsas creencias. Se difundió entre más de 4.500 trabajadores de cuatro hospitales públicos madrileños, la mayoría de ellos médicos y enfermeros (81 por ciento), muchos de los cuales también tenían hijos (61 por ciento). Los resultados fueron publicados en 2017 en la decana de las revistas pediátricas de nuestro país: *Acta Pediátrica Española*.

De este modo, se comprobó que la fiebre-fobia está extensamente instalada en la población general, incluyendo a los propios profesionales sanitarios, aunque pueda resultar sorprendente. Como fobia que es, no responde a la razón, por lo que tendremos que enfrentarnos una y otra vez a la fiebre para convencernos de que no es peligrosa.

En la encuesta se preguntó sobre diversos y populares «remedios para bajar la fiebre». La mayoría de los encuestados los consideró eficaces, cuando la realidad es que muchos son innecesarios. Incluso, en algún caso, pueden resultar nocivos. La realidad es que la fiebre constituye un mecanismo de defensa frente a las infecciones, que limita el crecimiento bacteriano y la replicación viral y, en definitiva, colabora en la resolución de los procesos infecciosos. El objetivo debe ser que los niños se encuentren bien, no bajar la fiebre. Si el termómetro marca 38 °C pero nuestro retoño está feliz, corre, juega y salta, ¿qué necesidad hay de bloquear este mecanismo de defensa? A continuación, algunos ejemplos de mitos y leyendas:

- Baños o paños con agua fría: el 81 por ciento admitió que empleaba estas técnicas para bajar la temperatura, pero lo cierto es que están totalmente desaconsejadas en la actualidad porque pueden provocar un aumento de la temperatura central e incluso generar un síncope febril. No es un crimen utilizar medidas físicas, pero es incómodo para el niño y, sobre todo, innecesario.
- Medicación precoz: el 60 por ciento afirmó que previene las convulsione febriles, y un 41 por ciento reconoció que es útil combinar varios medicamentos para reforzar sus efectos. Por el contrario, los antitérmicos solo sirven para tratar el malestar asociado a la fiebre,

pero en ningún caso se ha podido demostrar que prevengan las convulsiones febriles. Y respecto a combinar varios fármacos, eso podría favorecer la aparición de efectos secundarios y generar errores de dosificación, ambos potencialmente graves.

- La fiebre siempre hay que tratarla: así lo pensaba el 56 por ciento de los encuestados. Sin embargo, si el niño tiene fiebre, pero está contento y «parece que no está malo» —lo que felizmente ocurre en la mayoría de las ocasiones—, se puede esperar un tiempo razonable de 24-48 horas para ver cómo evoluciona. Hay que tratar al niño, no al termómetro.

La fiebre indica que algo no va bien y, generalmente, está provocada por una infección, pero no tiene por qué implicar una urgencia. No por consultar más rápido tendremos antes un diagnóstico. La clave, en estos casos, no es la temperatura, sino el estado general del menor.

Si el pequeño se encuentra adormilado, no tiene fuerzas o su coloración es pálida o grisácea, significa que el estado general está afectado, y entonces sí debemos solicitar atención pediátrica urgente. Como excepción a todo lo anterior, en el caso de los lactantes menores de tres meses, es aconsejable acudir al pediatra con cierta urgencia cuando tenga fiebre, aunque su estado general parezca bueno.

CONCLUSIÓN

CAMBIO DE MINDSET

La forma en que piensas, sientes y te conduces, empieza por tu intestino

«NO FRACASÉ, SOLO DESCUBRÍ 999 MANERAS DE CÓMO NO HACER UNA BOMBILLA».

Thomas Alva Edison

En un hermoso día soleado, un hombre conduce su coche por un camino de tierra rodeado de árboles, colinas y paisajes de ensueño.

Con las manos sobre el volante y el pie rozando ligeramente el acelerador, disfruta del viaje sin preocuparse por nada. Va escuchando su música favorita a todo volumen, y al compás de las notas canta las letras que conoce de memoria. Una fresca corriente de aire le hace cosquillas en el rostro y él sonríe; se siente pleno, nada puede empañar la perfección de ese momento.

A lo lejos visualiza una curva y, cuando se está acercando, de la nada aparece otro automóvil en dirección contraria. Viene a gran velocidad, zigzagueando, y al pasar a su lado, el conductor le grita: «¡¡Cerdo!!», alejándose deprisa con el rugido del motor.

El hombre pasa de la plenitud total a una furia tremenda. «¿Cómo es posible que me haya insultado de esa manera? ¿Quién se cree? ¡Si me vuelvo a cruzar con él, me las va a pagar!».

Sumido en estos pensamientos de ira comienza a acelerar sin darse cuenta y, al llegar a la curva, no puede controlar el vehículo. ¿Y qué crees que ocurre? ¡Que impacta contra un cerdo!

¿QUÉ TIENE QUE VER ESTO CON EL *MINDSET*?

La percepción de nuestra realidad es el reflejo de nuestros pensamientos, patrones y programación mental.

Es como la historia del elefante del circo.

Un niño acude al circo por primera vez en su vida. El espectáculo había llegado a su pueblo tras anunciarse a bombo y platillo. El desfile en la calle principal había impresionado a todos sus habitantes, sobre todo por la gran cantidad de animales exóticos que despertaron la imaginación de la gente, pues muy pocos habían salido nunca del pueblo.

El chico le insistió a su madre para que lo llevase esa misma noche a la función. Una vez dentro de la carpa, se sintió fascinado por los malabaristas, los payasos, los extraños animales y, por supuesto, por un elefante que se levantaba sobre sus patas traseras y realizaba un acto que dejaba a todos boquiabiertos. ¿Cómo era posible que hiciera tantas cosas? El niño aplaudió con tal entusiasmo que las palmas de sus manos quedaron enrojecidas.

Al finalizar el espectáculo, el pequeño decidió ver más de cerca a los integrantes de la caravana. Emocionado, fue tras los vestidores y, justamente allí, se llevó una impresión tremenda.

El elefante, la gran estrella del show, se encontraba atado a una insignificante estaca. La mente del niño no comprendía lo que veía, y se preguntaba: «¿Cómo es posible que una bestia tan enorme no pueda liberarse de una estaca tan pequeña?».

Continuó pensando en ello, hasta que, una vez en casa, no

se contuvo y preguntó a sus padres con el fin de encontrar una respuesta satisfactoria. Pero ellos no la tenían, por lo que el niño siguió dándole vueltas al asunto, hasta que, al día siguiente, en la escuela, decidió preguntarle a la maestra de ciencias.

Ella le dio una sencilla respuesta: «No escapa porque está entrenado».

Seguramente el impresionante animal había sido amaestrado desde muy pequeño y permanecido la mayor parte de su vida atado a esa estaca. Es muy probable que, al principio, intentara huir sin obtener resultados satisfactorios, o que fuera duramente castigado por tomar la iniciativa de ser libre.

Insistió y fracasó, volvió a intentarlo y falló de nuevo, hasta que un día simplemente dejó de hacerlo y aceptó que aquella era su realidad: trabajar en el circo y permanecer atado a la tranca, no había salida.

Con este *mindset*, al convertirse en adulto, el animal no se percató de lo fuerte y grande que era, menos aún de que, con un mínimo esfuerzo, podía liberarse de una estaca tan fina.

En la mente del elefante ya existía un patrón mental, delineado por las experiencias pasadas, que le recordaba la imposibilidad de huir.

¿CÓMO ENFRENTAMOS LOS DESAFÍOS?

¿En cuántas ocasiones te has abstenido de intentar algo excusándote con experiencias negativas del pasado? Te ha sucedido como al elefante.

Pues tengo noticias, para el elefante y para ti: tu pasado no determina tu futuro.

El cerebro tiene la capacidad de modificarse y adoptar nuevos patrones, pensamientos y creencias potenciadoras de dones, talentos y habilidades. Esto se conoce como neuroplasticidad.

A principios de la década de los setenta, la psicóloga Carol Dweck se encontraba obsesionada por entender cómo las personas hacemos frente a los fracasos, razón por la cual decidió investigar de qué forma los estudiantes resuelven los rompecabezas fáciles y difíciles. Durante la observación apreció dos posturas: un niño dijo: «¡Me encantan los desafíos!»; en cambio, otro reaccionó diciendo: «Esperaba que esto fuera algo informativo».

Durante el experimento, Dweck identificó dos tipos de mentalidades:

- Mentalidad fija: aquí ubicó a los estudiantes incapaces de afrontar el fracaso. Este tipo de personas están atadas a la creencia de que la inteligencia es algo innato e inmutable, por lo tanto, no se puede expandir o modificar.
- Mentalidad de crecimiento: en este grupo estaban los estudiantes con actitud de aprender a afrontar los desafíos. Esta mentalidad propone la capacidad de crecimiento, se trata de creer que puedes mejorar en cualquier cosa con la práctica. Perciben los desafíos como algo bueno que los ayuda a crecer y desarrollar sus habilidades.

LA PUNTA DEL ICEBERG

En la sociedad actual, existe un «mal de a pie», por llamarlo de alguna manera, a partir del cual muchas personas piensan que solo unos pocos «privilegiados» nacen con dones y talentos potenciales.

Una mentalidad fija se topará con obstáculos, justificaciones y excusas para defender una postura de incapacidad.

En cambio, una mentalidad de crecimiento no se ve limitada por lo que los demás le digan que puede o no hacer, sino que se pondrá en marcha para crear sus propias oportunidades y afrontará la vida como un gran y maravilloso desafío.

Muchas veces únicamente vemos la punta del iceberg, los éxitos, premios, entrevistas, menciones, todo lo que está lleno de luz y felicidad, pero no pensamos en el proceso, en los años de aprendizaje, la determinación de hacer frente a los resultados no esperados y, sobre todo, la paciencia y perseverancia que hay tras cada logro.

Nuestro cerebro es un procesador de información que

nos permite descodificar e interpretar la realidad. Por eso, lo que para unos es blanco para otros es negro, gris, o puede que sea daltónico o ciego de nacimiento y jamás haya visto los colores; cada quien percibe algo diferente de acuerdo a la programación mental que ha desarrollado a lo largo de su vida.

Cuando decidí emprender mi aventura en el mundo de las letras, tuve miedo, inseguridad y muchos obstáculos. Aun así, publiqué mi primer libro, *Ayuno consciente*, y ahora estás leyendo el segundo. Pero muchas personas solo ven los *share*, los «me gusta», las entrevistas, las menciones; en pocas palabras, únicamente ven la punta del iceberg y ahí se quedan pensando que ellas no pueden lograrlo.

No quieren mirar lo que hay bajo la superficie: muchas horas de desvelo, investigación, escritura, frustración, bloqueos, parálisis y hasta pensamientos saboteadores cuestionándome si realmente lo conseguiría.

La escritura de ambos libros se basa en años de observación y experiencia, en las conclusiones extraídas no solo por lo vivido con mi cuerpo, sino a partir del proceso de trabajo con los hombres y las mujeres que me han brindado la oportunidad de ayudarlos, asesorarlos y ser testigo de mejorías palpables en su salud. Ellos también han sido grandes maestros para mí.

Un factor determinante para ayudarme a concretar mis objetivos ha sido el *mindset*.

Tuve que desarrollar un *mindset* de escritor, me visualicé como uno y actué como uno; siempre existieron detractores, sombras y opositores; a estos los tuve que erradicar de mi vida porque su mentalidad o, mejor dicho, su *mindset*, no era lo que yo necesitaba para poder emprender mi desafío.

Yo tuve que reprogramar mi mente y esto es lo que hoy intento compartir contigo:

> ***Tú tienes la capacidad de hacer cualquier cosa que te propongas en la vida.***

EL *MINDSET* SE DESARROLLA A LO LARGO DE LA VIDA

Muchas veces no somos ni siquiera conscientes de que nuestra vida está siendo determinada por nuestro *mindset*. Créeme, se trata de uno de los factores que más veo en la consulta, es triste verlo, pero es la realidad.

Imagínate que empiezas una estrategia nutricional y no te encuentras convencido, e incluso eres escéptico de que pueda ayudarte en algo. ¿Qué crees que pasará? Seguramente ya conoces la respuesta.

Cuando hablamos de la mejoría de la composición estética corporal y el alto rendimiento, noto que la mayoría de las personas posee la motivación, la fuerza de voluntad y la disposición para trabajar duro con tal de alcanzar el objetivo propuesto. Sin embargo, eso es solo el 50 por ciento; el otro 50 por ciento crucial para lograr la meta es el *mindset*.

A estas personas se les ha pasado por alto que lo más importante es ser consciente de la salud como base para conseguir todo lo demás: mientras no lo hagan, el cambio no será integral. Por eso, cuando finalmente alcanzan la meta, esta se les vuelve insostenible, se ven limitadas, agobiadas y obsesionadas por no perder lo que han conseguido, porque en el proceso les faltó trabajar con el otro 50 por ciento sin el cual no hay objetivo que se mantenga a largo plazo.

Me he cansado de verlo, y esto no se aplica únicamente para objetivos en el ámbito del trabajo corporal, sino en cualquier aspecto de la vida.

Cuando enfocas, calibras, ajustas o alineas tu *mindset* con tu visión, el sufrimiento termina, entonces comienzas a fluir y todo se hace mucho más llevadero.

DESARROLLAR EL *MINDSET* ADECUADO ES UN ESTILO DE VIDA

Seguramente te preguntarás: «Bueno, y ¿cómo cambio mi *mindset*?».

Aquí me voy a permitir darte algunos *tips* que a mí me han funcionado:

1. TEN UNA VISIÓN A LARGO PLAZO

¿Qué quieres?

Debes tener total claridad respecto a lo que deseas. Sin una visión no hay una realidad, así de simple.

¿Para qué lo quieres?

Muchas veces pensamos que deseamos algo, pero la verdad es que ni siquiera tenemos claro para qué lo queremos. Pensar en ello es un ejercicio que nos ayuda a definir mejor nuestros objetivos.

¿Por qué lo quieres?

El «para qué» es la consecuencia, el «por qué» es la causa. ¿De dónde surge tu deseo? ¿De un vacío, una frustración, un sueño, llenar las expectativas de otros, o es realmente lo que te motiva?

Estas tres preguntas son estratégicas para ayudarnos a profundizar en la visión y realización de los objetivos que nos planteamos.

2. ALÉJATE DE AMBIENTES TÓXICOS

¿De qué te sirve ir con el grupo de amigos que se pasan todo el tiempo quejándose, criticando, juzgando y lamentándose por las cosas negativas que ocurren en sus vidas?

El entorno adecuado es clave en el desarrollo consciente del *mindset*. No se trata de que dejes a tus amigos, pero valora en quién inviertes tu energía, porque a lo mejor no la estás invirtiendo, sino malgastando.

La influencia social suele ser muy poderosa y limitante. Muchas veces el problema con los planes nutricionales de mis clientes viene porque estos se ven truncados por la vida social que llevan, de modo que las relaciones con algunas personas se convierten en un factor limitante que impide conseguir un cambio de vida.

Convivir no es malo; salir y compartir, tampoco. Pero si no tienes tu *mindset* lo suficientemente fortalecido, es muy fácil que pierdas el control, caigas en el viejo hábito y entres en la rueda del hámster.

3. SAL DE LA RUEDA DEL HÁMSTER

La metáfora de la rueda del hámster es la viva imagen de correr y correr en círculos sin ir hacia ninguna parte.

Vamos a ver, empiezas la dieta el lunes —por alguna extraña razón el lunes se ha convertido en el día internacional para comenzar a hacer dieta—. Llega el lunes e inicias con fuerza, determinación y coraje, nada puede fallar.

Vas a rajatabla, de forma estricta, disciplinada, esta vez es todo o nada, no hay quien te detenga, puedes con todo... Menos con... ¡el fin de semana!

Porque el fin de semana es para desconectar, disfrutar, relajarse, darte un capricho, pero este capricho te sale muy caro.

Empiezas de nuevo el lunes siguiente, aunque lo haces

algo desmotivado, frustrado y molesto contigo mismo, sin dejar de pensar en la tripa inflamada y reprochándote por haberlo hecho mal. Te sientes culpable, pero no te das por vencido, así que comienzas de nuevo hasta llegar otra vez... al fin de semana. Siento decirte que estás en la rueda del hámster y así no arribarás a ninguna parte.

La comida es comida, no es nada más. Claro que puedes disfrutar de un capricho, siempre y cuando seas consciente de la toma de decisiones que realizas.

¿Comer pan te hincha como pez globo? Entonces ¿para qué comer pan?

¿Eres intolerante a la lactosa? Entonces ¿para qué tomar leche?

¿Te vas de fiesta con tus amigos y sabes que esto representa cubatas y cerveza? Entonces ¿para qué hincharte con estas bebidas si ya conoces los daños colaterales?

Si algo no contribuye ni suma, mejor déjalo pasar.

Toda acción que ejecutamos tiene una consecuencia, esto es algo de lo más obvio. Sin embargo, las elecciones que realizamos vienen determinadas por nuestro *mindset*, por lo cual, si quieres instalar en tu ordenador personal un nuevo *mindset* que no te lleve por el camino de la frustración, antes de elegir, recuerda tus objetivos y ten siempre muy presente que:

> *Tienes el poder de elegir las experiencias que contribuyen a mejorar tu calidad de vida.*

4. DEJA DE PROCRASTINAR

Cada segundo cuenta, no en vano se dice que el tiempo perdido hasta los santos lo lloran.

Procrastinar es un estado mental, es simplemente no hacer lo que tienes que hacer cuando debes hacerlo, cambiar esta conducta forma parte del nuevo *mindset* que debes desarrollar.

Cuando no pasas a la acción, cuando tan solo dejas pasar el tiempo sin hacer nada, esa visión óptima de ti mismo se ve truncada, nunca llegará. No conozco a nadie que haya logrado algo sin siquiera tener la intención de realizarlo. Hasta quien gana la lotería tiene que comprar el billete antes.

Para nadie es una ciencia oculta, o un misterio, que si queremos mejorar la composición, la estética y el rendimiento corporal, es preciso optimizar la nutrición, el entrenamiento, la gestión del estrés, el descanso y otros factores que influyen en nuestro organismo.

Pero ¿qué ocurre cuando tenemos un *mindset* procrastinador? Pues que en cuanto experimentamos cansancio procrastinamos el entrenamiento; si nos ofrecen una rebanada de pastel, procrastinaremos un mejor hábito de alimentación, y así seguiremos hasta que, al pasar el tiempo, comencemos a quejarnos porque al parecer nada de lo que hacemos funciona, o la culpa es directamente de nuestro cuerpo por no reaccionar como queremos.

Si posees un *mindset* procrastinador, lo que sucederá es que te costará comprometerte al cien por cien con el cambio que deseas generar en tu vida, ya que la procrastinación forma parte de una programación mental de autosabotaje.

A todos nos gusta celebrar los éxitos, pero muy pocos poseen la humildad de aceptar los errores, las equivocaciones y aquellos aspectos que no son tan positivos. La buena noticia es que, una vez que tomamos consciencia respecto al *mindset* que manejamos, podemos cambiarlo, eso sí, conlleva trabajo, dedicación, esfuerzo y disciplina. Para modificar algo, en primer lugar, debemos ser conscientes de que existe; es preciso identificarlo, reconocerlo y aceptar que forma parte de nuestros patrones mentales, solo así podemos comenzar a transformarlo.

Si hay algo que puedes hacer hoy, ¿por qué dejarlo para mañana?

5. SAL DE LA ZONA DE CONFORT

Qué bonito es estar bien abrigado, con una bebida caliente, frente a la chimenea y sentirse seguro.

¿Quién querría dejar un lugar como este y aventurarse a lo desconocido? Muy pocos.

¿Quién está dispuesto a reconocer que posee hábitos que no contribuyen a su crecimiento o evolución?

¿Quién hace todo lo posible para cambiar ese hábito e incorporar uno nuevo que lo lleve al siguiente nivel?

¿Quién acepta que, para incorporar esos nuevos hábitos, debe salir de su zona de confort?

Muy pero que muy pocos.

¿Y si te digo que hoy mismo puedes salir de la zona de confort, desarrollar ese *mindset* ganador y alcanzar la zona de evolución?

Toma papel y lápiz, dibuja un círculo y en su interior escribe todo lo que integra tu vida en estos momentos: relaciones, trabajo, finanzas, forma física, salud, profesión, estado emocional. Todo. Esta es tu vida justo ahora.

Alrededor de ese círculo dibuja otro, y escribe en él todo lo que desearías tener, cambiar o mejorar.

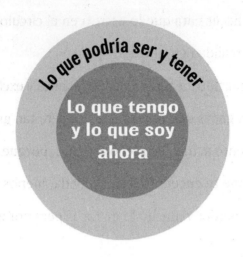

Para lograr que lo escrito en el círculo externo pase a sustituir lo que escribiste en el círculo interno, tienes que hacer cosas diferentes, porque ya sabemos que la definición de locura es hacer siempre lo mismo, una y otra vez, hasta el cansancio, esperando obtener resultados distintos.

¿Qué son esas cosas tan diferentes? Búscalas fuera de tu zona de confort y las hallarás: es todo aquello que te exige un esfuerzo, que representa un desafío, un reto y, por supuesto, te da miedo probar porque no sabes cómo te va a ir; no hay garantías, mientras que en tu zona de confort ya lo conoces todo. ¿Valdrá la pena el riesgo?

La pregunta es: ¿estás dispuesto a realizar lo que sabes

que debes hacer para que lo escrito en el círculo exterior se vuelva una realidad en tu vida?

Tengo una noticia para ti: depende única y exclusivamente de ti, de las ganas que tengas. El salto será tan grande como tu descontento actual, eso te lo aseguro, porque cuanto menos conforme te encuentres con tu vida, menos será lo que tengas que perder y mucho lo que te espera por ganar.

6. OPTIMIZA TU ALIMENTACIÓN

¿Qué tiene que ver la alimentación con el *mindset*?

Tiene una gran incidencia, ya que los alimentos poseen información que nuestra microbiota descodifica y envía a los diferentes sistemas de nuestro organismo para que actúen según la orden.

Cuando te encuentras triste, deprimido, decepcionado, abatido, cuando lo ves todo gris oscuro, muy oscuro, ¿qué te apetece comer? ¿Un helado? ¿Unas galletitas? ¿Algo dulce?

Imagina que optas por ese helado y empiezas a comer con el fin de aliviar tus sentimientos.

¡Oh, sorpresa! Parece que ha funcionado, empiezas a sentirte mejor, experimentas cierta relajación y placer, lo cual es normal, ya que estás estimulando la serotonina, que es el neurotransmisor asociado con la felicidad; al mismo tiempo estimulas la dopamina y también la insulina, la hormona transportadora y reguladora de la glucosa en el torrente sanguíneo.

Después de medio litro de helado y quizá algunas galletitas, ¿de chocolate?, se ha generado un pico de insulina tan elevado, debido a la alta carga de azúcar contenida en estos alimentos, que la glucosa en la sangre aumenta y el páncreas se pone a bombear insulina como loco porque debe regular toda esta glucosa para evitar entrar en un colapso, también conocido como hiperglucemia.

En el mejor de los casos no tendrás un colapso, pero lo que sí es verdad es que, después de esa subida, viene el bajón, y ¿qué es lo que pasa?

Otra vez triste, deprimido, decepcionado y abatido, aunque ahora ya sabes que con helado y galletitas puedes, temporalmente, poner un parche a tu estado negativo, y caes de nuevo en la rueda del hámster.

Priorizar tu alimentación como base o pilar fundamental para cambiar tu *mindset* es algo de lo que nadie te habla. Todos te mandarán a leer libros de superación personal, escuchar pódcasts o hacer un curso, pero eso solo cubre una parte.

En cambio, yo te invito a hacer una prueba: durante todo un día consume únicamente alimentos de calidad, orgánicos y naturales, prioriza proteínas, grasas saludables y complementa con vegetales si te apetece.

No solo te encontrarás mejor a nivel intestinal, sino también cognitivo. Recordemos que la salud de nuestro intestino está estrechamente vinculada con el estado emocional, debido a que existe algo llamado eje intestino-cerebro.

La forma en que piensas, sientes y actúas empieza por tu intestino. Así, integrar a tu *mindset* una alimentación consciente te ayudará a mejorar tu estado mental, lo cual resulta clave para la consecución de tus objetivos, y no únicamente a nivel de *fitness*, sino de cualquier cosa que te propongas en la vida.

7. AUTODISCIPLINA

Cuando se habla de disciplina se tiende a pensar en restricciones, limitaciones, prohibiciones e incluso en algo demasiado aburrido como para tomarlo en serio. Pero, vamos a ver, ¿tú crees que los campeones olímpicos se han hecho a base de buenas intenciones?

Por supuesto que no. Ellos deben organizar sus actividades diarias, planificar el entrenamiento, cuidar su alimentación y, además, compaginar todo esto con sus labores sociales y familiares.

En mi etapa anterior en el mundo del *fitness*, mi vida consistía en ciclos de entrenamiento, comer y descansar; sin dejar el trabajo, la formación, la convivencia con mis seres queridos y los momentos para desconectar, todo esto se encontraba integrado.

Cada día me levantaba con esa ilusión de una oportunidad más para alcanzar mi sueño, a pesar de que a veces me sentía cansado o no podía cumplir con mi rutina porque las cosas no salían como las había planeado, pero nada de eso me detuvo.

Yo era consciente de que estos contratiempos formaban parte del proceso, nadie me obligaba a hacer nada y, pese a que me tachaban de loco, e incluso de adicto a comer pescado con espárragos, para mí ellos eran los que estaban mal porque no podían siquiera tener el control o fuerza de voluntad para implementar un hábito saludable en sus vidas.

Tras años haciendo lo mismo, decidí concretar mi sueño y la visión que tenía entonces. Así, fui a Mister Olympia en Praga, en 2016.

¿Cómo lo logré? A fuerza de autodisciplina, lo que no es más que la habilidad de enfocar nuestra atención en un objetivo o meta con el propósito de alcanzarlo, llueva, truene o relampaguee. «Autodisciplina», esa palabra tan odiosa, de la que tanto huimos, es la que nos ayudará a conseguir el éxito de forma sostenible y a largo plazo.

Si quieres ser discípulo de tu pasión, la autodisciplina es un ingrediente principal, es lo que te llevará a hacer lo que tienes que hacer en el momento justo, no el lunes próximo o el mes que viene; además, nos ayuda a mantenernos fieles a nuestros principios y valores, desarrollar pensamientos positivos y hábitos que nos permiten, cada día, completar las acciones que nos acercan un poco más a nuestra gran visión.

Finalmente, quiero cerrar haciéndote una pregunta: ¿Qué te limita?

¿Ya lo pensaste? Entonces, haz una lista con todos los factores limitantes que crees que te impiden alcanzar tu sueño. Coloca todo sobre el papel, no dejes nada por fuera: el mundo, el clima, la falta de dinero, los estudios, el tiempo, los hijos, los padres, todo.

Bien, ahora que ya te has justificado lo suficiente y has señalado a cada culpable, toma esa lista y quémala, olvídala para siempre, sácala de tu *mindset*, échala al olvido.

A continuación, haz una nueva lista con soluciones. Verás que estas aparecen cuando tratas de enfocarte en los límites. Vamos, realiza un esfuerzo más, permite que tu creatividad fluya, comprobarás que la solución es más simple de lo que pensabas, solo requiere de algo fundamental: tus ganas de lograrlo.

El *mindset* se desarrolla, se crea y se entrena; cada día suma y cuenta.

Si un día fallas no pasa nada, simplemente acepta que solo fue un día y mañana podrás hacerlo mejor. Lo que tú llamas fracaso, los grandes emprendedores lo ven como un maestro; sin fracaso, no hay aprendizaje.

Dentro de ti hay una grandeza y un potencial inimaginables, solo es cuestión de sacarlos de su letargo, a fin de impulsarlos y manifestarlos. Tan solo recuerda que tus acciones son consecuencia de tus pensamientos y estos provienen de tus sentimientos, así que presta mucha atención a cómo te sientes y toma medidas para sentirte cada vez mejor en todos los aspectos de tu vida. Sentirte bien te hace tomar mejores decisiones.

Si un día es gris, no debes hundirte. Es cuestión de tiempo que veas el sol entre las nubes y, si se prolonga algo más porque es invierno, no te preocupes, porque la primavera es inevitable. Ten un poco de paciencia. Mientras tanto, trabaja en lo que quieres con esa persistencia y totalmente enfocado en tu objetivo. Entonces un día, sin darte cuenta, verás la luz y lleno de paz podrás exclamar: «Lo logré».

Espero haberte inspirado con este libro. Mi objetivo a lo

largo de estas páginas ha sido el de compartir contigo lo que a mí me sirvió para dejar de ser un esclavo de la comida y de tantas otras cosas, porque, como seres integrales que somos, si somos libres en un aspecto, lo seremos en todos los demás.

Deseo que disfrutes de tu libertad tanto como yo disfruto de la mía, y recuerda: la comida es simplemente comida, tú decides si te libera o esclaviza.

YA TIENES LAS HERRAMIENTAS Y EL MANUAL DE USO. AHORA SOLO QUEDA MOTIVARSE Y PONERSE MANOS A LA OBRA.
¡ASÍ QUE AQUÍ TE REGALO UN BREVE TEXTO PARA QUE TE DÉ ESE EMPUJÓN QUE TODOS NECESITAMOS!